北京天坛医院神经内科疑难病例

第 2 辑

U0879228

主　编　周　衡

副主编　秦海强　刘　伟　牛松涛　王化冰

参编人员（以姓名汉语拼音排序）

曹京波（首都医科大学附属北京天坛医院）
陈　彬（首都医科大学附属北京天坛医院）
方建伟（河北省承德市中心医院）
龚浠平（首都医科大学附属北京天坛医院）
孔　辉（河南宏力医院）
雷爱弟（福建省厦门市第五医院）
李　伟（首都医科大学附属北京天坛医院）
李　轶（首都医科大学附属北京天坛医院）
李志梅（首都医科大学附属北京天坛医院）
刘　伟（兰州大学第二医院神经内科）
马越涛（首都医科大学附属北京天坛医院）
牛松涛（首都医科大学附属北京天坛医院）
彭皓均（广州市中医药大学第一附属医院）
秦海强（首都医科大学附属北京天坛医院）
宋　田（首都医科大学附属北京天坛医院）
宋新杰（首都医科大学附属北京天坛医院）
唐鹤飞（首都医科大学附属北京天坛医院）
王　锐（北京市隆福医院）
王　琰（首都医科大学附属北京天坛医院）
王　展（首都医科大学附属北京天坛医院）
王桂红（首都医科大学附属北京天坛医院）
王化冰（首都医科大学附属北京天坛医院）
王立群（兰州大学第二医院）
王淑珍（河北省张家口市解放军第 251 医院）
王伊龙（首都医科大学附属北京天坛医院）
魏玉桢（北京市垂杨柳医院）
温　淼（首都医科大学附属北京天坛医院）
文永霞（宁夏回族自治区第三人民医院）
徐望舒（首都医科大学附属北京天坛医院）
杨中华（首都医科大学附属北京天坛医院）
于春华（山东省海阳市人民医院）
张　娜（河北省秦皇岛市昌黎县人民医院）
张培培（安徽省蒙城县第二人民医院）
张玉梅（首都医科大学附属北京天坛医院）
周　衡（首都医科大学附属北京天坛医院）

指导专家　王拥军（首都医科大学附属北京天坛医院）
赵性泉（首都医科大学附属北京天坛医院）
张星虎（首都医科大学附属北京天坛医院）
张在强（首都医科大学附属北京天坛医院）
刘丽萍（首都医科大学附属北京天坛医院）
孙益林（中国医学科学院神经科学研究所）

北京大学医学出版社

BEIJING TIANTAN YIYUAN SHENJING NEIKE YINAN BINGLI DI2JI

图书在版编目（CIP）数据

北京天坛医院神经内科疑难病例. 第2辑 / 周衡主编.
—北京：北京大学医学出版社，2016. 12
ISBN 978-7-5659-1499-7

Ⅰ. ①北… Ⅱ. ①周… Ⅲ. ①神经系统疾病 - 疑难病 - 病例 Ⅳ. ① R741

中国版本图书馆 CIP 数据核字（2016）第 261591 号

北京天坛医院神经内科疑难病例第 2 辑

主　　编：周　衡
出版发行：北京大学医学出版社
地　　址：（100191）北京市海淀区学院路 38 号　北京大学医学部院内
电　　话：发行部 010-82802230；图书邮购 010-82802495
网　　址：http://www.pumpress.com.cn
E-mail：booksale@bjmu.edu.cn
印　　刷：北京佳信达欣艺术印刷有限公司
经　　销：新华书店
责任编辑：靳新强　　**责任校对**：金彤文　　**责任印制**：李　啸
开　　本：787mm × 1092mm　1/16　　**印张**：8　　**字数**：205 千字
版　　次：2016 年 12 月第 1 版　2016 年 12 月第 1 次印刷
书　　号：ISBN 978-7-5659-1499-7
定　　价：35.00 元

前　言

转眼之间，《北京天坛医院神经内科疑难病例》付梓已经整整两年了，记得在2014年底，我一边给参编的同仁们邮寄样书，一边和大家约定：继续努力，再编写第2册。直到今天，这个心愿终于完成了。

在这两年的时间里，许多神经病学界的朋友对这本书给予了积极的评价，大家一面对书中提到的病例进行了更加深入的讨论，一面又提供了许多有价值的新的病例。这些新病例正是《北京天坛医院疑难病例第2辑》的主要来源。于是，我们再次出发，整理近两年天坛医院神经内科各专业组的病例资源，对于其中具有临床指导意义的典型病例，再进行深入挖掘，力求得到完整的医疗信息，通过对这些病例诊疗过程的分析，为临床医生处理具体问题提供参考。我们固然不能要求每一位神经病学医生都能对疑难病例做出准确的诊断，但一个合格的医生，应该具有广阔的视野，不能把诊断思路仅局限在常见病和多发病上面。“除了常见病之外，还有没有别的可能？如果有这种可能，应该帮助患者进行哪些检查和治疗？”如果我们的工作能够帮助大家解决这两个问题，那就是本书最大的价值。

如前次一样，许多进修医生和在读研究生主动地投入到了这项工作，在检索文献、搜集影像和病理资料的过程中，天坛医院的相关科室都倾尽所能地支持着我们。

记得在编写这个书系的过程中，曾有朋友问过我：“写这本书对晋升有用吗？”我竟一时语塞，其实我也曾问过自己这个问题。在日复一日的医疗、教学和科研工作之外，大家还要挤时间完成书稿，究竟是为了什么呢？尽管有了一丝的迷惑，但为了当初的承诺，我们还是一点一点做了下去。慢慢地，我领悟到了其中的意义；我们编写这本书的目的，在于把天坛医院神经内科的故事记录下来，让人们记得，曾经有这样一群医生，他们承担着辛苦的工作，抵御着各种各样的诱惑，在医院里坚持了下来，在书桌旁坚持了下来，在讲台上坚持了下来。在一个个编写书稿的深夜，在一次次敲击键盘的时候，我仿佛回到了过去的时光，和曾经朝夕相处的同事们重逢，再次和他们一起在病房的走廊里、在阳光明媚的办公室里讨论病例，每到此时，我都有一种幸福的感觉。

天坛医院即将迁址，神经内科的精神会传承下去，我们一如既往，不忘初心，为了患者的福祉去不断迎接挑战。

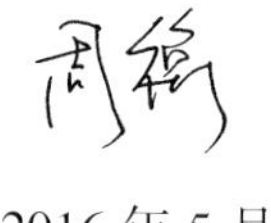

2016年5月

目　录

第 1 章　Landau-Kleffner 综合征 …… 1

第 2 章　原发性进行性失语 …… 9

第 3 章　Ondine’s curse 综合征 …… 17

第 4 章　Nasu-Hakola 病 …… 24

第 5 章　复发性多软骨炎 …… 33

第 6 章　Lewis-Sumner 综合征 …… 42

第 7 章　大动脉炎 …… 51

第 8 章　脑腱黄瘤病 …… 62

第 9 章　自身免疫性脑炎：Caspr 2 与 LGI1 …… 74

第 10 章　Graves 病合并颈内动脉狭窄 / 闭塞 …… 90

第 11 章　特发性肥厚性硬脑膜炎致脑静脉窦血栓形成 …… 99

第 12 章　副蛋白血症相关周围神经病 …… 112

第 1 章　Landau-Kleffner 综合征

病例 1

【主诉】

男，5 岁，发作性双上肢抽搐、愣神 10 个月，失语 5 个月

【现病史】

患者 10 个月前被摩托车撞伤头部，当时无头痛及呕吐，无头皮下血肿，外院头颅 CT 检查未见明显异常，未予特殊治疗。7 天后清晨 5 时睡眠中突然喉中发声，双眼上视，双上肢屈曲抽搐，持续 1min 自行缓解，并伴意识不清，无下肢抽搐，无排尿排便失禁，此后又发作 5 次，形式同前。并于白天玩耍时出现愣神，表现为停止手中动作，呼之不应，伴有点头，无跌倒发作，数秒钟后可以继续玩耍，每天发作数十次。当地医院诊断为“癫痫”，口服“卡马西平”，疗效不佳。7 个月前再次于当地医院就诊，头颅 MRI 检查未见异常，再次诊断为“癫痫”，给予丙戊酸钠口服后，双上肢抽搐缓解，但愣神、点头发作无好转。5 个月前开始出现口吃，重复性语言，呈进行性加重，3 个月前患者完全不能说话，他人呼唤无反应，但写字功能保留。3 个月前加用拉莫三嗪，愣神及点头发作减少，语言功能无恢复，并出现性格改变，表现为脾气暴躁、易激惹、遂来我院就诊，门诊以“癫痫”收入院。

【既往史、个人史及家族史】

第一胎，足月顺产，否认高热惊厥史，自幼精神、运动发育正常。

【神经系统专科查体】

精神智能状态：意识清楚，查体不合作，完全性混合性失语。时间、空间定向力、计算力正常，理解判断力、近记忆力检查均无法完成，情感反应迟钝。

脑神经

Ⅰ：未查。

Ⅱ：双眼视力、视野检查不能完成，眼底视盘边界清楚。

Ⅲ、Ⅳ、Ⅵ：上眼睑无下垂，双侧瞳孔等大等圆，直径为 3mm，直接间接对光反射灵敏，眼动充分，未引出眼震。

Ⅴ：双侧面部针刺觉对称，双侧角膜反射灵敏，下颌反射未引出。

Ⅶ：面纹对称，闭目有力。

Ⅷ：双耳听力检查不能完成。

Ⅸ、Ⅹ：腭垂（悬雍垂）居中，双侧软腭抬举力正常对称，咽反射存在。

Ⅺ：转颈、耸肩对称有力。

Ⅻ：伸舌居中，无舌肌萎缩、纤颤。

运动系统：肌肉容积正常，四肢肌张力适中，四肢肌力 5 级。

共济运动：双侧指鼻、轮替、跟膝胫实验不能完成，Romberg 征检查不能完成。

步态：大致正常。

反射：四肢腱反射正常，病理反射未引出。

感觉系统：深浅感觉、皮质感觉检查不能完成。

脑膜刺激征：阴性。

【辅助检查】

1. 长程脑电监测

以双额、额中央、前额为主全导联反复出现尖波、棘波、尖慢、棘慢综合波。睡眠中3Hz左右棘慢综合波短至中程全导联爆发（图 1-1）。

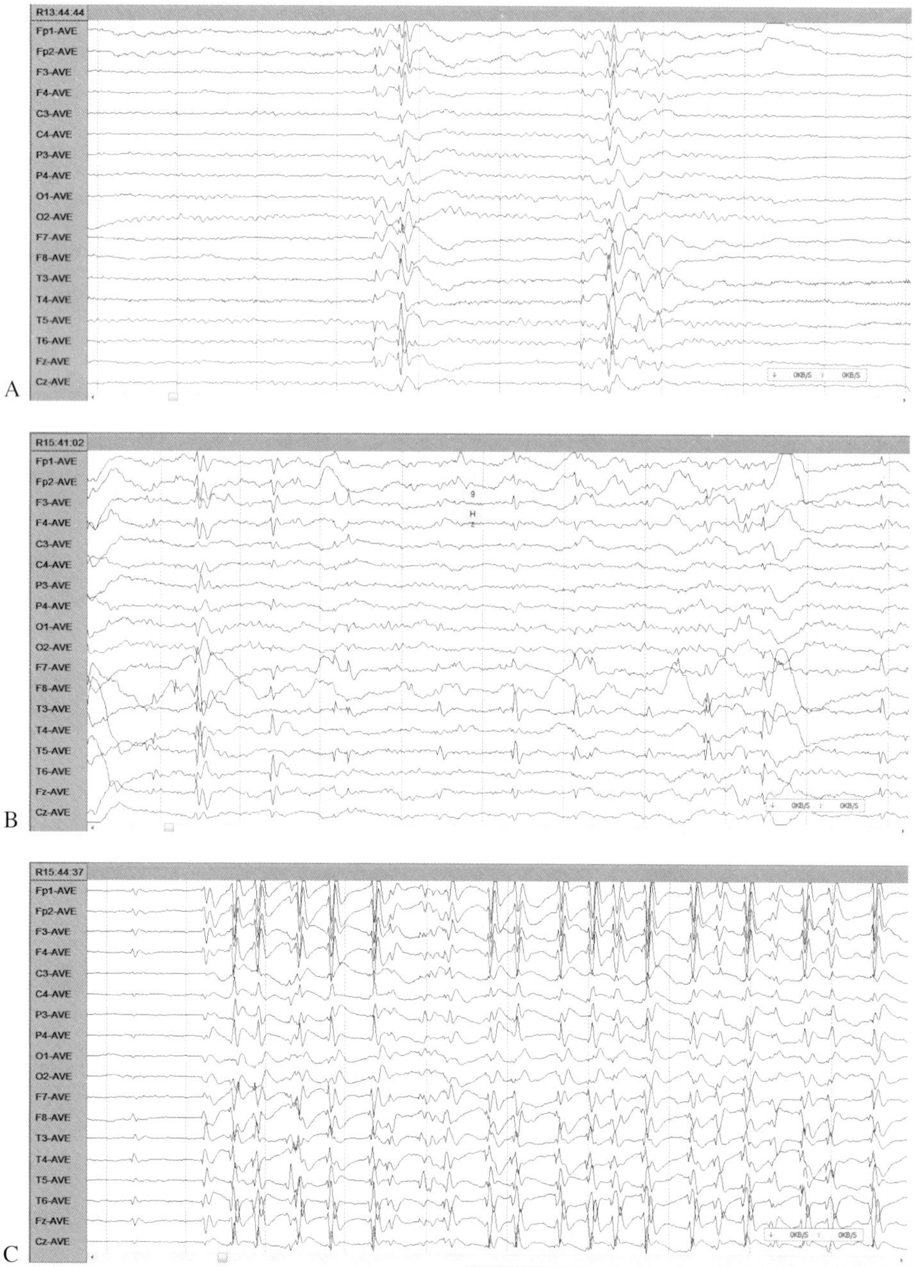

图 1-1　长程脑电监测　A：清醒期；**B**：思睡期；**C**：睡眠期，以双额、额中央、前额为主全导联反复出现尖波、棘波、尖慢、棘慢综合波。睡眠中，**3Hz** 左右棘慢综合波短至中程全导联爆发

2. 头颅磁共振成像检查

未见异常。

3. 听力检查及听觉诱发电位

均未见异常。

【诊疗经过】

患者癫痫发作病史明确，脑电图亦支持癫痫诊断。在寻找癫痫病因的过程中，患者的语言功能障碍及继发的性格改变强烈提示获得性癫痫性失语即 Landau-Kleffner syndrome 的可能性，鉴于本病对于激素治疗可能出现较好的效果，在排除其他常见的癫痫病因及激素应用禁忌证之后，给予患者甲基泼尼松龙（radiosone）治疗。具体方法甲基泼尼松龙 20mg/（kg・d）连用 3 天，停 4 天，再行下一疗程，共进行 3 个疗程，随后改为泼尼松 2mg/（kg・d）口服治疗，连续 4w，逐渐减量，总疗程 8 个月。治疗 6 个月时，患者癫痫发作完全控制，语言功能开始改善，6 个月时失语完全恢复，EEG 癫痫样放电消失，治疗 8 个月后停药，随访至今，语言功能正常。

【讨论】

1957 年 Landau 和 Kleffner 首先描述了一组以获得性失语和颞区癫痫放电为特征的癫痫综合征，即 Landau-Kleffner syndrome。该病发生于正常儿童，起病年龄 2 ~ 13 岁，男女之比为 2 ∶ 1。LKS 是一组相对少见的与年龄相关的癫痫综合征，又称获得性癫痫性失语（acquired epileptic aphasia），占儿童癫痫的 0.2%。主要表现为获得性失语（acquired aphasia）、脑电图（electroencephalogram，EEG）癫痫样放电和癫痫发作（epileptic attack），可伴有精神行为异常（mental and behavioural disorders）。

Landau-Kleffner 综合征的临床特点为获得性失语、癫痫发作和脑电图颞区异常放电，失语多为言语听觉失认，患儿听力正常，但失去言语理解能力，表现为缄默，失语可持续 2 周至数年，部分患儿可为终生语言障碍。大部分患儿有癫痫发作，常于 15 岁前缓解，抗癫痫药可控制癫痫发作，但对于失语无明显治疗效果，肾上腺皮质激素可明显改善语言功能。

1. 病因及发病机制

LKS 病因不清楚，推测可能与免疫、脑功能失调、遗传、代谢等因素有关，但均未得到证实。

（1）自身免疫

部分 LKS 患儿出现对髓鞘碱性蛋白自身免疫反应，部分患儿脑脊液 IgG、IgM 和细胞因子水平明显增高，血清中抗核抗体阳性等。一些传染性疾病治愈后可出现 LKS。部分患儿颈动脉造影检查示颈动脉分支的孤立性动脉炎。应用激素、免疫球蛋白治疗对部分患者有效，说明免疫因素应该是该病发病机制的一部分，但也有部分患儿对激素及免疫球蛋白治疗不敏感。

（2）脑功能失调

Landau 和 Kleffner 提出失语可能是由于脑部语言区神经元持续放电，从而影响其功能。在 LKS 进展过程中，语言联络通路被异常放电所阻滞，不能执行正常的生理功能。脑电图（EEG）异常和失语二者之间有一定的因果关系，即累及语言中枢或联合皮质的长时间持续放电可对发音期的脑神经元回路的建立和修饰过程造成损伤或中断，从而导致语言功能障碍。

（3）遗传因素

曾有报道 LKS 患儿有癫痫家族史，已有双卵双胎患 LKS 的病例报告，因此人们认为基因易患性是发病机制的一部分。最近有研究指出，在 LKS 患者中发现 SRPX2 基因和 ELP4 基因突变。2014 年，Judith 等报道在一位 LKS 患者发现了 GRIN2A 基因突变，这一突变导致 518 位点精氨酸与组氨酸易位。另外还有一些人群有基因学改变，但处于亚临床状态。因此遗传因素在 LKS 发病的作用有待于进一步研究，目前已经被列入本病候选基因的还包括 RELN，BSN，EPHB2 和 NID2 等。

（4）代谢机制

2006 年有研究者发现 LKS 患儿的颞叶糖代谢降低，对其皮肤进行成纤维细胞培养，发现线粒体功能紊乱。研究发现呼吸链复合体 I 的缺乏可能是 LKS 的发病机制之一。生酮饮食治疗有效提示可能是由于线粒体功能紊乱导致糖的有氧代谢障碍，从而导致颞叶缺乏能量。而酮体提供能量，能够缓解癫痫的发作。近年来发现部分患儿仅对生酮饮食治疗敏感，进一步说明线粒体功能障碍可能是发病机制之一。

由此可见，LKS 的病因和发病机制目前并不完全清楚，可能是多种潜在病因共同作用的结果，还可能有其他原因，如感染、皮质畸形等。

2. 临床表现

多发生于 3 ～ 9 岁儿童，男性多于女性，发病前患儿生长发育正常，临床以失语、癫痫发作和 EEG 异常为特征。

（1）获得性失语

失语的发展形式有三种：①突发失语，时轻时重。②临床逐渐出现失语，进展缓慢。③失语进行性进展，最终出现不可恢复的失语。临床上，失语主要表现为感觉性失语。患儿发病前语言发育正常，多数为亚急性起病，可因癫痫发作而突然加重，典型的失语为言语听觉失认，患儿听力正常，但失去言语理解能力，表现为缄默症，常因“耳聋”而就诊，也可表现为言语减少、口齿不清、口吃等。对非言语性声音仍有反应。可理解别人的手语，患儿失去口头语言表达能力，或仅能说些杂乱无章的语言，表现形式各式各样：如奇特语言、命名不能、复述困难、口吃样非流利语言等。部分患儿仍可用阅读和写的方式来交流。少数患儿有言语理解能力，但发音困难，可伴有大量流涎。个别患儿以感觉性失语为首发症状。失语可突然发生，也可逐渐发生，有缓解复发趋势，症状可持续 2 周至数年，如持续时间较长，发病年龄较小，很难恢复，常致终生语言障碍。

（2）癫痫发作

以惊厥为首发症状者占 50%，病程中有癫痫发作者占 70% ～ 75%，部分患儿始终无癫痫发作，癫痫发作可发生于失语前后，或同时发生。发作形式包括复杂部分性发作、强直-阵挛性发作、失张力性发作，少见肌阵挛性发作。12% 的患者家族中有癫痫病史。癫痫多于睡眠中发作，Video-EEG 可发现眨眼等微小发作，各种发作多于 15 岁前经抗癫痫治疗或自行缓解。癫痫发作与失语的联系目前尚不明确，有学者认为失语可能是由位于颞叶某一部位的阵发性棘波或慢波引起癫痫发作的一种形式。

（3）心理行为异常

患儿常有孤独症样表现或多动，包括激惹、烦躁、攻击性行为等异常，可能主要由语言交流障碍所致。

3. 辅助检查

（1）EEG

以颞区为著的癫痫样放电并出现睡眠期泛化是诊断 LKS 的另一必要条件，其中 70% 的患儿出现癫痫临床发作，30% 的患儿仅表现为 EEG 异常，而无临床发作。EEG 表现为背景节律正常，清醒时可见双侧或单侧中央、颞区棘波或棘慢波发放。应用特殊药物或记录脑电图 3h 以上，可能观察到慢波睡眠中双侧或单侧重复出现高波幅的棘波或 1 ～ 3Hz 的棘波，多位于颞叶或颞顶交界区。睡眠期间出现阵发性放电，特别是刚开始睡眠的时候，所有病例均会出现睡眠中持续性棘慢波活动，在快速眼动睡眠中，棘波消失。Robinson 等对 18 例 LKS 患儿进行了平均 67 个月的观察，发现 ESES 持续时间与语言功能改变明显相关，3 例言语功能恢复正常者 ESES 持续时间均未超过 36 个月，而超过 36 个月者言语功能都不能恢复到正常水平。

（2）脑磁图

脑磁图在诊断及术前定位方面有一定价值。研究表明，近 80% 的 LKS 患者可以发现脑磁图异常。脑磁图能辨别出异常电流的原发放电点与继发放电点之间非常短暂的时间差，便于找出原发病灶，为软膜下横切术的成功实施提供帮助。有研究发现，大部分患儿的棘波发放起始点位于靠近听觉皮质的大脑外侧裂，脑磁图在对大脑外侧裂的电流变化比脑电图更加敏感。因此脑磁图在定位诊断中比脑电图更加精确。

（3）影像学检查

多数 LKS 患者头部 MRI 检查正常。亦有研究显示双侧颞叶体积减小，但尚不明确这是 LKS 的原因抑或结果；另有报道发现外侧裂区的多小脑回畸形。多项研究利用正电子发射计算机断层显像（positron emission tomography，PET）观察 LKS 患者，发现大脑颞区葡萄糖代谢异常，在同一患者疾病的活动期出现葡萄糖高代谢，而在恢复期代谢降低；亦有研究显示 LKS 患儿脑电图出现慢波睡眠期持续棘慢波（continuous spikes and waves during sleep，CSWS）时，其左侧颞区出现葡萄糖高代谢，CSWS 缓解期消失。

（4）耳科听力学及听觉诱发电位检查

LKS 患儿耳科听力学及听觉诱发电位检查正常。

4. 诊断及鉴别诊断

早期诊断、早期治疗可改善预后，诊治延误可致语言功能持久损害。获得性失语和睡眠期泛化的颞区放电是诊断 LKS 的两个必备的条件。诊断依据为临床表现和辅助检查的特点：即 3 ～ 9 岁儿童出现言语听觉失认，EEG 示颞区棘波或棘慢波发放，可在睡眠期有癫痫发作，影像学检查无脑结构异常，同时应与下列疾病相鉴别。

（1）聋哑症

部分患儿因缄默而就诊，易误诊为聋哑症，且长期按聋哑症治疗，导致不良后果，故应重视与其鉴别。听力检查、听觉诱发电位检查，EEG 检查可帮助鉴别。

（2）孤独症

孤独症多于 3 岁以前出现症状，社会交往能力有缺陷，沟通和交流障碍，兴趣局限，行为方式异常，出现言语和非言语方面的损害，EEG 多为广泛性非特异性异常，如慢波增多，部分可出现棘波，而 LKS 则因言语功能受损而出现交往困难。

（3）儿童良性癫痫伴中央颞区棘波

二者均为年龄依赖性疾病，影像学检查均无明显结构异常，儿童良性癫痫伴中央颞区棘波为小儿癫痫中最常见的一种类型，其发作多与睡眠有关，发作时常表现为口咽部感觉异常，舌强直收缩，喉头异常发声，流涎，同侧面部可抽动，不能言语，但患儿无明显行为及心理缺陷，无持续的获得性失语。

本病的鉴别诊断应关注以下几点：① LKS 的失语特征为获得性听觉失认，而非听力异常，听觉诱发电位及听力检查正常。② LKS 的智力除语言相关智商外均正常。③与各种精神心理疾病不同，LKS 的心理及行为障碍与失语密切相关，虽然存在语言交往的困难及行为异常，但仍能以其他方式接触环境。④特征性的脑电图表现及转归与上述疾病有明显不同。

5. 治疗

（1）抗癫痫药物

本组药物应慎重使用，它对于失语效果不明显。卡马西平、苯巴比妥、苯妥英钠对于 LKS 效果欠佳，有时会加重临床症状，而安定类、丙戊酸钠、乙琥胺可控制癫痫发作。

（2）肾上腺皮质激素

目前，激素被认为是 LKS 最有效的治疗手段，并认为早期激素治疗有利于改善预后。LKS 诊断一旦成立，应立即给予大剂量激素治疗，主张早期、足量、缓慢减量、长期维持治疗。激素治疗时间过短或过早停药，易导致该病复发，但停用激素后症状复发的患儿重新使用激素仍然有效。多数患儿应用肾上腺皮质激素可明显改善语言功能。泼尼松 1 ～ 3 mg/（kg · d）持续应用数月，EEG 正常并语言功能改善即可缓慢减量，疗程一般为 12 ～ 24 个月。或者泼尼松第 1 个月 5mg/（kg · d），第 2 个月 4mg/（kg · d），第 3 个月 3mg/（kg · d），第 4 个月开始用量为 2mg/（kg · d），用 9 个月，第 13 个月以后缓慢减量。Tsuru 等报道改用大剂量甲基泼尼松龙冲击效果良好，推荐剂量 20mg/（kg · d），连续 3 天为一个疗程，每隔 4 天重复一个疗程，共 3 个疗程，此后口服泼尼松 2mg/（kg · d）维持 1 个月，逐渐减停。激素疗程尚无定论，一般建议维持 6 ～ 12 个月，停药过早容易导致复发，影响预后。激素治疗过程中应注意监测及预防可能的不良反应，如库欣综合征、继发感染、骨质疏松、精神症状等。

（3）免疫球蛋白

治疗 LKS 以来，仅少数患儿对免疫球蛋白有良好反应。1999 年 Connolly 对 11 例 LKS 患者测定了 IgG 自身免疫性脑抗体，阳性率高达 45%，而正常对照组只有 2%，推测自身免疫反应可能在本病的发病中起了重要的作用，这也正是免疫球蛋白治疗的基础。李平甘等检测了 IVIG 冲击治疗前后外周血中各项免疫指标，结果显示：① T、B 淋巴细胞亚群重新分布：治疗前 $CD19^+$，$CD20^+B$ 细胞百分率有不同程度的升高，予以 IVIG 后下降至正常范围，复发时其再度升高，予以相似处理后仍可降至正常。CD3、CD19 分别代表了淋巴细胞中 T 和 B 两群，CD3 代表总 T 细胞，CD19 代表淋巴细胞中 B 群，既是总 B 细胞的特异抗原，又参与 B 细胞的活化和信号传导。$CD20^+B$ 细胞是 B 淋巴细胞的一个亚群，是抗体产生活化前的状态，其显著增生、集合提示体内免疫功能亢进。CD4、CD8 分别代表辅助性 T 细胞（$CD4^+T$）和杀伤性 T 细胞（$CD8^+CTL$）两大成熟亚群。本病例 IVIG 治疗后 $CD4^+T$ 细胞数减少，对 B 细胞的辅助功能减弱，导致 $CD19^+$、$CD20^+B$ 细胞减少。这一免疫指标的改变正与临床症状改善相对应，说明免疫球蛋白能够有效全面抑制 T、B 淋巴细胞功能，通过改变 $CD4^+T$ 细胞功能亚群的分布抑制了 B 细胞的过度活化，减轻细胞免疫和体液免疫反应对神经的损伤，阻止了病情进展，从而促进了神经功能的恢复，临床表现为抽搐症状减轻。②自然杀伤细胞（NK）重新分布：$CD16^+$ 及 CD 56^+NK 细胞百分率较治疗前有所降低，导致外周血自然杀伤细胞（NK）活性和抗体依赖细胞介导的细胞毒作用（ ADCC）相应减弱，推测 IVIG 治疗的作用机制是控制 NK 内环境的稳定和使边缘池的 NK 进入外周循环池中。

近年有研究，前 5 天每天用免疫球蛋白（IVIG）400mg/（kg · d），以后每隔 3 周用药 400mg/kg，一直用到 25 周。用药期间无癫痫发作，但脑电图异常无明显改善。

（4）手术治疗

1995 年，Frank Morrell 首先提出了针对 LKS 的外科治疗方法——多处软膜下横切术（multiple subpial transaction，MTS），这种手术的目的在于切断皮质癫痫灶及周围皮质内横向纤维以阻断异常发作的扩散。切断横向纤维传导的癫痫异常放电，同时保护纵向纤维传导的皮质生理信号。在 Frank Morrell 的研究中，患儿的获得性失语、听觉失认症等症状在术后均得到了改善。为了减低手术的风险，术前对于病灶要尽可能地做到精确定位，这就凸显了神经外科医生参与 LKS 治疗团队的必要性。

（5）康复治疗

家长、老师和医生相互配合，为患儿营造一个宽松的环境，加强语言功能训练，增强患儿战胜疾病的信心。坚持不懈的语言功能训练，对于患儿语言功能的恢复，提高生活质量有重要意义。同时要重视患儿的心理障碍，部分患儿出现情绪异常、消沉、易激惹、有羞耻感，也可出现多动、冲动、强迫行为，因此要向家长传授有关该征的知识，帮助其树立正确的认识，正确教育患儿。对于部分药物治疗而语言功能恢复欠理想的患儿，手语训练有可能改善其预后。研究表明手语训练不但可以部分地挽救患儿的沟通能力，还可以通过语言网络系统改善其他语言构件的功能，这种训练可以在病程的任何一个阶段开始，患儿均可以受益。但手语训练的障碍在于家庭、社会及文化上的偏见，这就需要医生和家长充分认识手语训练的重要性和可能带来的收益。

6. 预后

多数于 15 岁前停止癫痫发作，但语言功能的恢复差别比较大，可能与以下因素有一定的关系，失语发生年龄较小者预后差，全脑持续性棘慢复合波发放（electrical status epilepticus in slow waves sleep，ESES）持续时间长者预后差，癫痫发作较早控制者预后较好，故早期诊治对该征有重要意义。

综上所述，LKS 是一组临床少见但诊断标准明确，病因尚未明确的综合征。获得性失语、脑电图癫痫样放电和癫痫发作是其临床诊断的依据。癫痫发作的预后良好，失语是影响患儿生活质量的主要因素。而语言功能的恢复在于及早识别本病并给予足疗程的激素治疗，并辅以语言康复治疗可以改善患儿的语言功能，提高生活质量。

（方建伟　李志梅　崔　韬）

延伸阅读

[1] 蔡文仙，舒志荣 . Landau-Kleffner 综合征研究进展 . 国外医学・儿科学分册，2004，31（3）：149-151.

[2] 李志梅，崔韬 . Landau-Kleffner 综合征六例 . 脑与神经疾病杂志，2015，23（3）：184-187.

[3] 关静，周水珍 . 获得性癫痫性失语的研究进展 . 国际儿科学杂志，2011，38（2）：127-129.

[4] Krdmer U，Nevo Y，Neufeld MY，et al. Epidemiology of epilepsy in childhood：A cohort of 440 consecutive patients. Pediatr Neurol，1998，18：46-50.

[5] Proposal for revised classification of epilepsies and epileptic syndromes. Commission on classification and terminology of the international league against epilepsies. Epilepsia，1989，30：389-399.

[6] Landau WM，Kleffner FR. Sydrome of acquired aphasia with convulsive disorder in children. Neurology，1957，7：523-530.

[7] Robinson RO，Baird G，Robinson G，et al. Landau-Kleffner syndrome：Course and correlates with outcome. Dev Med Child Neurol，2001，43（4）：243-247.

[8] Paquier PF，van Dongen HR，Loonen CB. The Landau-Kleffner syndrome or acquired aphasia with convulsive disorder：Long-term follow-up of six children and a review of the recent literature. Arch Neurol，1992，49：354-359.

[9] Deonna TW，Peter CL，Ziegler A. Adult follow-up of the acquired aphasia epilepsy syndrome in childhood；report of seven cases. Neuropediatrics，1989，20：132-138.

[10] Stefanatos GA，Kinsbourne M，Wasserstein J. Acquired epileptiform aphasia：A dimensional view of Landau Kleffner syndrome and the relation to regressive spectrum autistic disorders. Child Neuropsychol，2002，8：195-228.

[11] Duran MH，Guimarães CA，Medeiros LL，et al. Landau-Kleffner syndrome：Long-term follow-up. Brain Dev，2009，31：58-63.

[12] Marescaux C，Hirsch E，Finck S，et al. Landau-Kleffner syndrome：A pharmacologic study of five cases. Epilepsia，1990，31：768-777.

[13] 刘爱华，王玉平，李莉萍 . 获得性癫痫失语症（附 7 例报告）. 脑与神经疾病杂志，2008，16：303-305.

[14] 李平甘，杨炼红，罗向阳 . 免疫球蛋白对 Landau-Kleffner 综合征疗效分析（附 1 例报道）. 岭南急诊医学杂志，2008，8（13）：257-259.

[15] Cross JH，Neville BG. The surgical treatment of Landau-Kleffner syndrome. Epilepsia，2009，50（Suppl 7）：S63-S67.

[16] Lo HY，Ke DS，Chaou WT. Landau-Kleffner Syndrome：An Acquired Epileptic Aphasia. Acta Neurol Taiwan，2015，24（1）：34-35.

[17] Deonna T，Prelaz-Girod AC，Mayor-Dubois C，et al. Sign language in Landau-Kleffner syndrome. Epilepsia，2009，50（Suppl 7）：S77-S82.

[18] Mascetti L，Foret A，Bonjean M，et al. Some facts about sleep relevant for Landau-Kleffner syndrome. Epilepsia，2009，50：43-46.

第 2 章　原发性进行性失语

病例 2

【主诉】

男，56 岁，言语能力进行性下降 3 年。

【现病史】

患者于 3 年前开始不能说出日常生活用品的名称，并常以物体的功能或属性代替该物体，可从几个备选名称中选出正确的物体名称，发病时听理解能力基本正常。此后患者言语障碍进行性加重，听理解能力逐渐下降，语速基本正常，出现性格改变，如急躁、易怒等，记忆力无明显减退，已不能从事正常工作；日常生活中，可用书面文字表达自己的需要，可使用手势语及姿势语，生活可自理。患者曾就诊于多家医院，诊断为“老年性痴呆”，并口服安理申等药物治疗，病情无明显好转。

【既往史、个人史及家族史】

高中文化，发病前经商，无烟酒嗜好，余无特殊。

【神经系统专科查体】（通过书写进行交流）

精神智能状态：神志清楚，言语表达能力差，不能完全听懂他人的话，有一定程度的命名困难，定向力、计算力、记忆力基本正常。

脑神经

Ⅰ：未查。

Ⅱ：双眼视力、视野粗测正常，眼底视盘（视神经乳头）边界清楚。

Ⅲ、Ⅳ、Ⅵ：上眼睑无下垂，眼球无外凸及内陷，双侧瞳孔等大等圆，直径为 3mm，直接、间接对光反射灵敏，眼动充分，未引出眼震。

Ⅴ：双侧面部针刺觉对称存在，双侧角膜反射灵敏。

Ⅶ：双侧面纹对称，鼻唇沟对称。

Ⅷ：双耳听力粗测正常。

Ⅸ、Ⅹ：腭垂居中，双侧软腭抬举力正常对称，咽反射对称存在。

Ⅺ：转颈、耸肩对称有力。

Ⅻ：伸舌居中，无舌肌萎缩、纤颤。

运动系统：肌肉容积正常，脑神经查体未见异常，四肢肌力 5 级，四肢肌张力对称适中。

共济运动：快速轮替、指鼻、跟膝胫试验稳准。

步态：正常。

反射：四肢腱反射对称，病理反射未引出。

感觉系统：深浅感觉对称正常，复合感觉正常。

脑膜刺激征：阴性。

【辅助检查】

1. 神经心理学测试

（1）失语症检查

患者自发谈话为流利型，口语表达中偶有语义错语和找词困难，当患者遇到需用动词来表达的情况时，不能准确地说出该词，但可用动作来表示，语调、语速正常。听理解障碍明显，短句子可理解，不能理解复杂的带有语法结构的句子；复述好；多数物品不能命名，常用物体的用途来代替，触觉提示无帮助；不能完成句子及反应性命名。与常见命名障碍不同的是，患者虽不能命名物体，但有时可书写出该物体的名称；阅读时可较好地完成句子的阅读理解及阅读指令，但书面单词与物品 - 画搭配完成较差；进行书写表达和听写时，部分动词写不出。“西部失语成套测验”评定结果为感觉性失语症，“波士顿诊断性失语评定量表”评定患者失语严重程度为 3 级。

（2）认知心理学测验

在视觉词 - 图匹配测验中，动词与名词正确率分别为 88% 和 100%；在图形写名测验中，动词和名词正确率分别为 18% 和 53%；在口语阅读测验中，动词和名词正确率分别为 47% 和 32%。经统计学分析，患者在视觉词 - 图匹配及口语阅读测验中，动、名词正确率比较，差异无统计学意义（$P > 0.05$），而在图形写名测验中的动、名词正确率比较，差异有统计学意义（$P < 0.05$），提示患者存在动、名词认知分离现象，突出表现在命名障碍上。

（3）记忆力检查

可顺利完成全部项目，临床记忆量表记忆商为 111，临床记忆评级为中上等。

2. 神经影像学检查

（1）普通磁共振成像

左侧颞叶及额叶轻度萎缩，以颞极为明显，表现为脑沟、脑裂增宽，皮质变薄，额、颞角增大。

（2）功能磁共振成像

左侧颞叶及额叶表现为低代谢、低灌注状态。

【诊疗经过】

患者中年男性，以进展性语言功能障碍为主诉，曾于外院诊断为“老年性痴呆”，通过询问病史、详细的神经系统查体及语言学功能检查，我们发现患者存在以下不同于一般“老年性痴呆”的特点：

① 患者存在找词困难、命名障碍及词语理解障碍，但可进行文字交流；② 患者记忆力检查结果评级中上等，无记忆力减退表现；③患者仍可完成下棋、钓鱼等起病前较复杂的日常活动。由此可见，患者的高级皮质功能减退主要局限于与语言功能相关的区域而记忆功能相对保留。由此，我们提出了原发性进行性失语的诊断。

根据 2001 年 Mesulam 提出的原发性进行性失语（primary progressive aphasia，PPA）诊断标准：①隐袭性起病，逐渐进展，神经心理学测试主要表现为找词困难、命名障碍或词语理解障碍；②发病 2 年内只出现与语言障碍相关的日常生活问题；③发病前语言功能正常；④病史、日常生活能力检查或神经心理检查显示，起病 2 年内无明显淡漠、脱抑制、近事遗忘、视空间功能障碍、视觉辨认缺陷或感觉运动功能障碍；⑤起病初 2 年内可有失算、观念运用性失用，可有轻度结构性障碍和持续症，但视空间功能障碍及脱抑制不影响日常生活活动；⑥其他认知功能可在发病 2 年后出现障碍，在整个病程中语言功能障碍最突出且进展最快；⑦影像学检查无脑卒中及脑肿瘤等特殊病因。

本例患者于3年前，以不能说出日常生活用品的名称起病，可用物体的用途或特性代替该物体，可书写出物体的名称；病情进展缓慢，2年后出现找词困难，不能理解某些复杂的句子，可进行文字交流，可从事日常生活活动，人格完整，对自己的言语功能障碍有自知力，近1年来出现易怒、烦躁等情绪变化，影像学显示左侧额叶、颞叶萎缩，表现为低代谢、低灌注，均符合PPA的诊断。

PPA的诊断主要根据临床并排除其他疾病。严格的神经心理测验有助于PPA的诊断，但也具有一定的局限性。患者不相关的言语及不能完全理解检查者的问话，很可能被误诊为痴呆。本例患者为感觉性失语，在外院治疗时，曾被诊断为“老年性痴呆”，治疗近1年后，言语能力仍进行性下降。这提示我们在诊断痴呆时，应考虑到PPA的可能性。

【讨论】

PPA是由中枢神经系统变性疾病导致的一组临床症候群，这一概念最早由Pick和Sérieux在19世纪80年代提出，并由Mesulam于1982年进行了系统详尽的报道。

PPA起病隐匿，多于50～70岁之前起病，无明确性别差异。其临床特征为早期出现显著的语言障碍并呈慢性进行性损害，口语和书面词汇产出障碍出现较早，突出表现为逐渐加重的语言生成、命名、语句组织或词语理解障碍。疾病早期除了语言相关的功能（如打电话）外，通常不会影响其他日常生活功能，之后可累及其他认知功能。当患者在病程中逐渐出现认知能力下降，影响其日常生活时，往往被诊断为痴呆，但由于其记忆功能相对保存完好，又不同于其他类型的痴呆。

随着研究的进一步深入，人们逐渐认识到PPA是一组异质性疾病，并逐渐将PPA划分为更多的亚型。Snowden等最早提出语义性痴呆（semantic dementia，SD）亚型，后来Grossman等对PPA的另一亚型——进行性非流利型失语（progressive nonfluent aphasia，PNFA）进行了描述，根据1998年Neary等提出的额颞叶变性（frontotemporal lobar degeneration，FTLD）诊断标准，SD和PNFA属于FTLD范畴。在对上述两型PPA研究中，逐渐发现尚存在另一种亚型，即由Gonor-Tempini等于2004年提出的少词型进行性失语（logopenic progressive aphasia，LPA）。在2011年国际专家组的PPA分类标准中，确认PPA有三种亚型：非流畅性/语法错乱性变异型PPA（nonfluent/agrammatic variant PPA），语义变异型PPA（semantic variant PPA），少词变异型PPA（logopenic variant PPA）。

1. 非流畅性/语法错乱性变异型PPA（nonfluent/agrammatic variant primary progressive aphasia，naPPA）

naPPA亦称进行性非流利型失语（progressive nonfluent aphasia，PNFA），naPPA具有临床和病理方面的异质性，为进行性非流畅性自发语言障碍，包括以语法词使用不正确或省略为特征的语法障碍，以发音为基础的语音障碍和命名性失语。应用看图说话等研究方法，可发现PNFA患者平均语速＜45个词/分，较正常成年人的语速慢1/3。发病机制可能与左半球大脑前外侧裂周围的皮质萎缩有关，大多与微管相关蛋白-Tau蛋白型病理型（FTLD-Tau）显著相关。

naPPA的患病率和发病率目前可通过额颞叶变性（frontotemporal lobar degeneration，FTLD）的流行病学资料进行估算：与FTLD相关的PNFA患病率和发病率分别为0.5/10万～3.9/10万和每年0.4/10万～0.9/10万。PNFA起病年龄较典型阿尔茨海默病（AD）轻，平均为60岁，但30岁～80岁起病均有报道。不同病因生存期差异较大：合并肌萎缩侧索硬化的患者平均生存期约为 2 年，而无运动障碍的患者则可为 12 年。

2. 语义变异型 PPA（semantic variant PPA，svPPA）

svPPA 亦称为词义性痴呆（semantic dementia，SD）是一种临床表现较为一致的综合征，其典型表现为进行性流畅性失语，患者呈现严重的失命名，尤以对图片及实物命名障碍明显，对口语和书写的单词理解受损，言语流畅但内容空洞，缺乏词汇，伴表层失读（可以按照发音来读词，但不能阅读拼写不规则的词）和失写。而句子理解、复述能力及语法则相对保留的发病机制与选择性、非对称性颞叶前下部萎缩有关，主要与 TARDNA 结合蛋白 43 型病理型（FTLD-TDP）相关。事件记忆方面，他们在回忆前几天或前几周的约会或事件时通常没有困难，但在回忆童年和成年早期的事情时，却表现出了明显的记忆缺失，这和通常在健忘症与早期阿尔茨海默病（AD）中所见的情况完全相反。

3. 少词变异型 PPA（logopenic progressive aphasia，LPA）

临床表现以自发语言中单词提取困难和语句及短语的复述能力受损为主。发病机制与下顶叶和颞叶萎缩有关，病理改变更倾向于阿尔茨海默病（AD）样改变。

PPA 三亚型对比见表 2-1。

表 2-1　PPA 三亚型对比

		naPPA	svPPA	LPA
临床表现	语言学特点	言语费力、欠流利，伴有迟疑、迂回和发音错误。语法形式显著简化，并可出现定语缺失、缺少主谓一致等语法错误。naPPA 患者的其他语言功能相对保留。患者在计数、复述多次学习的短语等方面的表现明显优于自发语言	进行性流畅性失语，呈现严重的失命名，对口语和书写的单词理解受损，言语流畅但内容空洞，缺乏词汇，伴表层失读（可以按照发音来读词，但不能阅读拼写不规则的词）和失写	词语输出能力减退，而语法、发音及运动语言功能相对保留。语言速度缓慢，常因找词出现停顿，语法结构简单，但用词准确。命名功能可有损害，但单个词语的理解能力和非语言的语义联系相对保留。患者对复杂句子的理解和复述存在困难
	其他	可出现执行功能障碍，视空间觉相对保留，日常生活能力下降，焦虑、抑郁	重症和晚期患者出现视觉信息处理能力受损（人面失认症和物体失认症），可出现更广泛的非语言功能受损	可伴认知方面和精神行为的异常。可出现轻度肢体失用，可出现淡漠、易怒、焦虑及激越等精神症状
影像学特点	MRI	萎缩位于左侧大脑半球的外侧裂周围前部，包括左额叶下方、背盖侧、靠岛叶侧。随着疾病的进展，萎缩可以延伸至眶额叶、前扣带回以及沿大脑外侧裂至顶叶	早期萎缩局限于左侧颞极，随病情进展，可累及右侧颞极、左侧额叶和顶叶皮质	脑萎缩部位以左侧颞顶交界区为主，包括颞中回、颞上回后部及顶下小叶，部分病例显示患者脑萎缩范围可扩大至颞叶前部和下部
	PET、SPECT	左侧额叶下部（包括额叶岛盖和岛叶前部）的葡萄糖低代谢或灌注减低	左侧优势半球颞叶灰质丢失，平均扩散率增加，下纵束及钩束的扩散系数异常	颞顶区低代谢

续表

	naPPA	svPPA	LPA
病理学	大体病理学表现为左侧半球额叶下部和颞叶前上部的局灶性萎缩，与影像学研究结果一致。naPPA 存在多种显微镜下病理改变，以 FTLD-Tau 型为主	svPPA 主要与 FTLD-TDP 病理型相关，75% 的患者 TDP-43 蛋白为阳性，少数患者也可有其他病理学表现，如 Tau 蛋白病变	多项证据支持 AD 的组织学特征可能是 LPA 患者的病理基础。但尚不能在 AD 与 LPA 之间建立直接联系
遗传学	定位于 17 号染色体的前颗粒体蛋白（PGRN）和微管结合蛋白 Tau（MAPT）的基因突变与 PNFA 相关		LPA 病例可能与颗粒蛋白体（progranulin，GRN）基因或微管相关 Tau 蛋白基因的突变相关

【诊断】

近年来，随着 PPA 临床、影像及病理研究的深入，2011 年，国际专家组更新了 PPA 及其亚型的诊断标准。在 PPA 诊断中，以下 3 条标准为必须标准：①最突出的临床特征是语言障碍；②出现由语言障碍引起的日常生活障碍；③失语症是症状出现时以及疾病早期最显著的认知障碍。以下 4 条标准为排除标准：①其他非神经系统变性或内科疾病可更好地解释认知障碍；②精神疾病可更好地解释认知障碍；③疾病早期显著表现为情景记忆、视觉记忆或视觉知觉障碍；④疾病早期显著的行为障碍。PPA 亚型的诊断标准见表 2-2、2-3、2-4。

表 2-2　非流畅性 / 语法错乱性变异型 PPA 诊断标准

1．非流畅性 / 语法错乱性变异型 PPA 的临床诊断 至少具有下列核心特征之一： （1）语言生成中的语法缺失 （2）说话费力、断断续续、带有不一致的语音错误和失真（言语失用） 至少具有下列其他特征中的 2 个及以上： （1）对语法较复杂句子的理解障碍 （2）对词汇的理解保留 （3）对客体的语义知识保留
2．有影像学检查支持的非流畅性 / 语法错乱性变异型 PPA 的诊断应具有下列 2 项： （1）符合非流畅性 / 语法错乱性变异型 PPA 的临床诊断 （2）影像学检查必须至少具有以下 1 个及以上 1）MRI 显示明显的左侧额叶后部和岛叶萎缩 2）SPECT 或 PET 显示明显的左侧额叶后部和岛叶低灌注或代谢低下
3．具有明确病理证据的非流畅性 / 语法错乱性变异型 PPA 应符合下列 1 以及 2 或 3 （1）符合非流畅性 / 语法错乱性变异型 PPA 的临床诊断 （2）特定的神经退行性病变的病理组织学证据（例如 FTLD-Tau、FTLD-TDP、阿尔茨海默病或其他相关的病理改变） （3）存在已知的致病基因突变

表 2-3　语义变异型 PPA 诊断标准

1. 语义变异型 PPA 的临床诊断必须同时具有下列核心特征：
（1）命名障碍
（2）词汇理解障碍
至少具有下列其他特征中的 3 个：
（1）客体的语义知识障碍（低频率或低熟悉度的物品尤为明显）
（2）表层失读或失写
（3）复述功能保留
（4）言语生成（语法或口语）功能保留
2. 有影像学检查支持的语义变异型 PPA 的诊断应具有下列 2 项：
（1）符合语义变异型 PPA 的临床诊断
（2）影像学检查必须至少具有以下 1 个及以上
1）显著的前颞叶萎缩
2）SPECT 或 PET 显示明显的前颞叶低灌注或代谢低下
3. 具有明确病理证据的语义变异型 PPA 应符合下列 1 以及 2 或 3
（1）符合语义变异型 PPA 的临床诊断
（2）特定的神经退行性病变的病理组织学证据（例如 FTLD-Tau、FTLD-TDP、阿尔茨海默病或其他相关的病理改变）
（3）存在已知的致病基因突变

表 2-4　少词变异型 PPA 诊断标准

1. 少词变异型 PPA 的临床诊断必须同时具有下列核心特征：
（1）自发语言和命名中取词困难
（2）句子及短语的复述障碍
至少具有下列其他特征中的 3 个：
（1）自发语言和命名中语音错语
（2）词汇的理解和客体的语义知识保留
（3）运动语言能力保留
（4）无明显失语法
2. 有影像学检查支持的少词变异型 PPA 的诊断应具有下列 2 项：
（1）符合少词变异型 PPA 的临床诊断
（2）影像学检查必须至少具有以下 1 个及以上
1）MRI 显示明显的左侧后外侧裂区或顶叶皮质萎缩
2）SPECT 或 PET 显示明显的左侧外侧裂区或顶叶皮质低灌注或代谢低下
3. 具有明确病理证据的非流畅性 / 语法错乱性变异型 PPA 应符合下列（1）以及（2）或（3）
（1）符合非流畅性 / 语法错乱性变异型 PPA 的临床诊断
（2）特定的神经退行性病变的病理组织学证据（例如 AD、FTLD-Tau、FTLD-TDP 43 或其他相关的病理改变）
（3）存在已知的致病基因突变

PAA的鉴别诊断包括两个层面，首先与其他具有明显精神行为或语言障碍的疾病鉴别（包括阿尔茨海默病、路易体痴呆、精神分裂症、抑郁症、其他原因导致的单纯失语等）。鉴别要点是行为症状、语言障碍和其他认知障碍出现的先后顺序，以及神经心理评估和影像等辅助检查。

卒中后Broca失语与naPPA患者的临床表现类似，但是其语法及语音加工障碍较naPPA患者更重，且通常不合并执行功能障碍。这可能与其潜在病理改变不同有关：卒中主要造成急性局灶性白质损伤，而变性病所致失语主要是隐匿的灰质广泛病变。

与此同时，PAA三个亚型之间的鉴别亦很重要。LPA与其他两种PPA的鉴别存在一定难度，但Wilson等提出LPA患者自发语言的一些特点可供鉴别诊断参考：首先，LPA患者最快语速明显快于naPPA患者，不似naPPA患者语言失去正常节律，并且LPA患者语音错误及语法错误较少，亦无声音失真；其次，与svPPA患者相比，LPA患者的最快语速较慢，并且词语提取能力优于svPPA患者（svPPA患者语言空洞，名词术语显著减少），命名功能的损害亦轻于svPPA患者。这些均提示通过图画描述测试即可为LPA的鉴别诊断提供线索。另有学者通过Peabody图画词汇测验（Peabody picture vocabulary test，PPVT）和西北谜语测验（Northwestern anagram test，NAT）来鉴别LPA与另外2个PPA亚型。LPA患者在上述2个测试中的正确率均在60%以上，naPPA患者的NAT测试正确率小于60%，而svPPA患者的PPVT测试正确率小于60%。根据前述PPA不同亚型的诊断标准，本例患者属于LPA亚型。

【治疗】

目前对于PPA尚无有效治疗，其治疗可以参照FTLD。目前美国食品药品监督管理局尚未批准任何药物用于治疗FTLD。FTLD的药物治疗主要是针对行为、运动和认知障碍等的对症治疗。许多广泛用于治疗其他类型痴呆和神经退行性疾病的药物常被用于FTLD的对症治疗，其疗效参差不齐。常用药物包括选择性5-羟色胺再摄取抑制剂、非典型抗精神病药物、N-甲基-D-天冬氨酸受体拮抗剂和胆碱酯酶抑制剂（ChEIs）。药物治疗联和行为、物理和环境改善策略等非药物疗法可能有效。

规范的神经心理检查、影像学及分子生物学检查可以提高PPA的诊断，为其治疗的研究提供帮助。

（刘伟　张玉梅）

延伸阅读

[1] Mesulam MM. Primary progressive aphasia a language-based dementia. N Engl J Med，2003，349：1535-1542.

[2] 高素荣主编.失语症.北京：北京医科大学中国协和医科大学联合出版社，1991：265-280.

[3] Mesulam MM. Slowly progressive aphasia without dementia. Ann Neurol，1982，11：592-598.

[4] Mesulam MM. Primary progressive aphasia. Ann Neurol，2001，49：425-432.

[5] Snowden JS，Goulding PJ，Neary D. Semantic dementia：A form of circumscribed cerebral atrophy. Behav Neurol，1989，2：167-182.

[6] Grossman M，Mickanin J，Onishi K，et a1. Progressive nonfluent aphasia：Language，cognitive and PET

measures contrasted with probable Alzheimer's disease. J Cogn Neurosci，1996，8：135-154.

[7] Neary D，Snowden JS，Gustafson L，et a1. Frontotemporal lobar degeneration：A consensus on clinical diagnostic criteria. Neurology，1998，51：1546-1554.

[8] Gorno-Tempini ML，Dronkers NF，Rankin KP，et al. Cognition and anatomy in three variants of primary progressive aphasia. Ann Neurol，2004，55：335-346.

[9] 中华医学会老年医学分会老年神经病学组额颞叶变性专家 . 额颞叶变性专家共识 . 中华神经科杂志，2014，47（5）：351-356.

[10] Sorbi S，Hort J，Erkinjuntti T，et al. EFNS-ENS guidelines on the diagnosis and management of disorders associated with dementia. Eur J Neurol，2012，19：1159-1179.

[11] Josephs KA，Hodges JR，Snowden JS，et al. Neuropathological background of phenotypical variability in frontotemporal dementia. Acta Neuropathol，2011，122：137-153.

[12] Sehman RE，Matthews BR. Frontotemporal lobar degeneration：Epidemiology，pathology，diagnosis and management. CNS Drugs，2012，26：841-870.

[13] 郭起浩，洪震，于欢，等 . 语义性痴呆的临床、认知和影像学特征研究—附 3 例报告. 中华神经医学杂志，2004，3：363-365.

[14] 崔博，谭纪萍，王鲁宁 . Logopenic 型进行性失语的研究进展 . 中华神经科杂志，2013，46：193-195.

[15] Gorno-Tempini ML，Hillis AE，Weintraub S，et al. Classification of primary progressive aphasia and its variants. Neurology，2011，76（11）：1006-1014.

[16] Bisenius S，Neumann J，Schroeter ML. Validating new diagnostic imaging criteria for primary progressive aphasia via anatomical likelihood estimation meta-analyses，2016 ，doi：10. 1111/ene. 12902.

[17] Bonner MF，Ash S，Grossma M，et al. The new classification of primary progressive aphasia into semantic，logopenic，or nonfluent/agrammatic variants. Curr Neurol Neurosci Rep，2010，10（6）：484-490.

[18] Ash S，McMillan C，Gunawardena D，et al. Speech errors in progressive non-fluent aphasia . Brain Lang，2010，113（1）：13-20.

第 3 章　Ondine's curse 综合征

病例 3

【主诉】

男，47 岁，右侧肢体麻木 7 小时。

【现病史】

患者 7 小时前无明显诱因出现右侧肢体麻木，无剧烈头痛，无言语不清，无肢体运动障碍，书写、行走如常。遂来院就诊，急诊头颅 CT 未见明显异常。

【既往史、个人史及家族史】

发现高血压病 3 年，血压最高时为 160/100mmHg，长期服用降压药，血压控制良好。抑郁症病史 1 年，口服抗抑郁药物，否认糖尿病、高血脂。

【神经系统专科查体】

精神智能状态：意识清楚，查体合作，言语流利。时间、空间定向力、计算力正常，理解判断力、近记忆力检查大致正常，情感反应正常。

脑神经：

Ⅰ：未查。

Ⅱ：双眼视力、视野检查正常，眼底视盘边界清楚。

Ⅲ、Ⅳ、Ⅵ：上眼睑无下垂，双侧瞳孔等大等圆，直径为 3mm，直接间接对光反射灵敏，眼动充分，未引出眼震。

Ⅴ：双侧面部针刺觉对称，双侧角膜反射灵敏，下颌反射未引出。

Ⅶ：面纹对称，闭目有力。

Ⅷ：双耳听力检查大致正常。

Ⅸ、Ⅹ：腭垂居中，双侧软腭抬举力正常对称，咽反射存在。

Ⅺ：转颈、耸肩对称有力。

Ⅻ：伸舌居中，无舌肌萎缩、纤颤。

运动系统：肌肉容积正常，四肢肌张力适中，四肢肌力 5 级。

共济运动：双侧指鼻、轮替、跟膝胫实验正常，Romberg 征检查正常。

步态：大致正常。

反射：四肢腱反射正常，病理反射未引出。

感觉系统：右侧偏身针刺觉、音叉震动觉及图形觉均减退。

脑膜刺激征：阴性。

【辅助检查】

头颅 CT（起病后 8h）：未见明显异常。

【诊疗经过】

起病 24h 后晨起时发现言语不清、右侧肢体无力，再次查体可见构音障碍，左侧周围性面瘫，右侧肢体肌力 4 级、病理征阳性，偏身痛觉减退，考虑为脑梗死，给予急性缺血性卒中相关治疗。10h 后出现氧饱和度下降，呼吸困难，收入急诊抢救室治疗，4h 后因意识障碍，氧饱和度降低，行气管插管呼吸机辅助呼吸治疗后，上述症状缓解，查体：神志清楚、构音障碍，左侧眼裂小，左眼外展受限，左侧鼻唇沟变浅，右上肢肌力 0 级，右下肢肌力 3 级。2 日后患者生命体征平稳，自主呼吸，转入神经内科重症监护室进一步治疗。次日上午睡眠状态下突发血氧饱和度进行性下降，意识障碍，紧急给予呼吸机辅助呼吸，30min 后患者神志转清，血气分析提示 pH7.321，PCO_2：42.2mmHg，PO_2：54.9 mmHg，SO_2：83.1%。1 日后改为气管切开插管，呼吸机辅助呼吸，后多次尝试脱机均不成功，表现为脱机后血氧饱和度进行性下降。1 周后成功脱机后于夜间睡眠时再次出现意识丧失及呼吸暂停，再次给予呼吸机辅助呼吸。再次脱机 3 日后，出现氧饱和度下降，意识模糊，呼吸减慢，使用呼吸机治疗后迅速缓解，此后数次尝试脱机，患者均于脱机 2 ～ 3 日内出现呼吸困难，血气分析提示Ⅱ型呼吸功能不全，给予呼吸机辅助呼吸后缓解，呼吸科会诊后建议患者睡眠时佩戴简易呼吸机防止呼吸暂停。

住院期间，行头颅磁共振成像检查，结果：左侧延髓基底部片状异常信号，提示为脑梗死，累及椎体束、网状结构（图 3-1）。CEMRA 提示右侧椎动脉纤细，基底动脉略迂曲（图 3-2）。

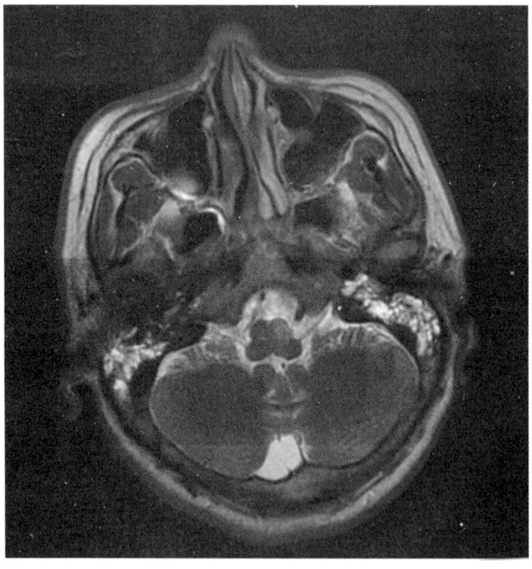

图 3-1 左侧延髓基底部片状异常信号，提示为脑梗死，累及椎体束、网状结构

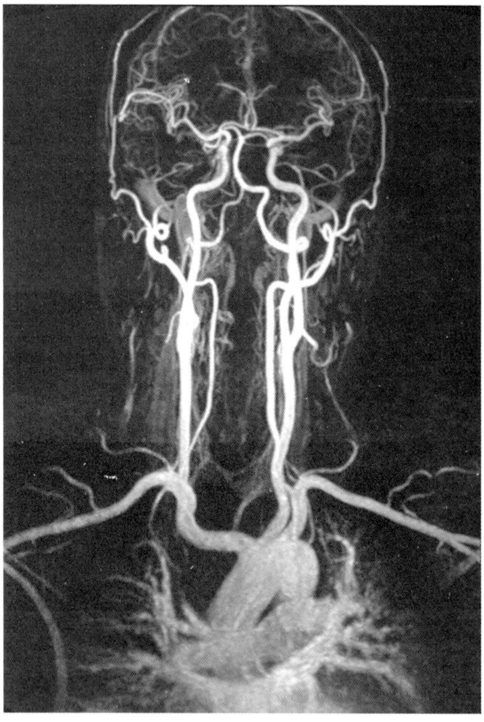

图 3-2 CEMRA 提示右侧椎动脉纤细，基底动脉略迂曲，余颅内血管未见明显异常

本例为单侧延髓梗死的患者，无呼吸系统原发性疾病，病程主要表现反复在睡眠中出现的呼吸困难，二氧化碳潴留、低氧血症及呼吸暂停，给予机械通气后临床症状快速改善，神经系统症状无明显改变，这表明患者的呼吸障碍并非呼吸系统本身病变或梗死加重所导致。上述症状符合 Ondine’s curse 综合征的表现。

【讨论】

人类中枢性呼吸调节机制比较复杂，受3个方面的调控：自主性呼吸、随意性呼吸和边缘性呼吸。其中自主性呼吸的中枢位于脑干，包括3组神经元：背侧组的孤束核、腹侧组的疑核以及内侧臂旁核，均位于延髓。自主性呼吸功能，在睡眠中非常重要，由反馈机制完成，依赖血及脑脊液中氧及二氧化碳浓度和pH的变化调节。位于颈动脉体的氧敏感感受器及中枢化学敏感神经元如延髓中缝和延髓表面的5-羟色胺能和谷氨酰胺能神经元发出信号至孤束核和腹侧呼吸组而触发中枢性自主呼吸节律。促进呼吸正常活动的两个基本动因为觉醒的意识状态和延髓自主呼吸中枢的完好，后者的损害会导致二氧化碳分压对呼吸的兴奋作用减弱，此时只要处于觉醒状态就能保持正常的节律性呼吸，而如果入睡则立即发生呼吸暂停甚至停止。

Ondine's curse综合征又称为中枢性肺泡通气不足综合征（central alveolar hypoventilation syndrome），是一种罕见病症，最早多见于婴幼儿。此类患儿出生时，可发现其睡眠中有换气不良，对高碳酸血症没有反应，称为先天性中枢性肺泡通气不足综合征（congenital central alveolar hypoventilation syndrome）。1962年Severinghaus和Mitchel首先把该病称为翁丁咒语综合征（Ondine's curse syndrome）。其名取自欧洲神话传说中的水仙女神Ondine，当她发现自己的丈夫有不忠行为时，给他施加了咒语，只要他一入睡就呼吸停止并死亡，作者借此比喻命名脑干呼吸中枢对CO_2感受性低下的肺泡通气不足。

截至2006年，世界范围内共报道Ondine's curse综合征200余例，所有病例均出现睡眠中窒息，个别重症病例的窒息甚至可以发生在觉醒期。

Gallina等根据Ondine's curse综合征患者眼球震颤电流描记及听觉电位的变化，证实了Ondine's curse的发病机制与中枢化学感受器的整合作用有关。Ondine's curse综合征患者中枢化学感受器对CO_2的敏感性降低，PCO_2增高不能有效刺激呼吸中枢使呼吸增强，从而导致睡眠状态下高碳酸血症和低氧血症，并出现一系列相应的临床症状。Ondine's curse综合征患者在醒觉状态时，由于大脑皮质呼吸中枢可产生随意呼吸运动，尚能维持有节律的呼吸及正常通气量，PCO_2维持在正常范围。睡眠状态下，呼吸的调节主要依靠化学感受器，其中PCO_2增高对中枢化学感受器的刺激最为重要，如果中枢化学感受器对CO_2的敏感性降低，大脑皮质呼吸中枢在睡眠状态又不能发挥其代偿作用，患者则会出现Ondine's curse的表现。

本病分为原发性和继发性，前者又称为先天性中枢性低通气综合征（congenital central hypoventilation syndrome，CCHS），与PHOX2B基因突变有关。后者可由颅内手术、外伤、感染，脑干卒中，游离齿状突，脑干海绵状血管瘤，脊髓的毛细血管扩张和脑干肿瘤等引起。

1. 原发性Ondine's curse综合征

原发性Ondine's curse综合征多见于婴儿，无性别差异，在婴儿早期便出现症状。典型表现为处于新生儿期的婴儿，缺少对高碳酸和低氧血症或两者的觉醒反应，睡眠期间出现进行性的高碳酸血症和低氧血症，通气情况在快速眼球运动期较非快速眼球运动期好。部分患儿出生后头几个月，可以不显示出明显的睡眠低通气，异常的通气现象会随着婴儿月龄增长而出现。该病如不处理，可导致肺性高血压、肺源性心脏病而死亡，有些患儿可死于呼吸暂停或严重低通气的并发症。多数患儿经治疗后症状可于出生后的6～12个月得到改善；少数则有恶化。Ondine's curse综合征的患儿由于间歇性缺氧可出现中枢神经损害，如智力受损（QI评分为70～80分）、癫痫、脑萎缩，某些患儿还可出现发育迟缓、生长缓慢、肺源性心脏病、学习能力下降等。Ondine's curse综合征也可发生于成人，Bullemer等报道了10

例成人原发性 Ondine's curse 综合征，其临床症状与婴儿相似，但程度较轻，患者体型正常，常有失眠，睡眠时鼾声不明显，呼吸暂停时观察不到胸腹部的呼吸运动；并发症也较少，常见有继发性红细胞增多症、肺动脉高压、右心室肥厚、肺源性心脏病等。部分患者可继发中枢神经损害，如皮质下动脉硬化性脑病；也可出现急性弥漫性中枢神经缺氧性损害，此类患者易被误诊为脑梗死。

2009 年，Lee 报道了一个家系，该家系中 70% 个体罹患 Ondine's curse 综合征，表现为睡眠期高碳酸血症和肺泡缺氧，同时合并红细胞增多症。后经证实，该家系中个体的 PHOX2B 基因发生了突变。亦有研究者将本病的病因归咎于神经嵴的发育不良，而这一疾病与 RET-GDNF 信号通道突变有关。

原发性 Ondine's curse 综合征若未继发中枢神经损害，头颅 CT 及 MRI 常无明显异常，部分患者 EEG 可有轻微刺激性变化，若继发上述中枢神经损害则出现相应的影像及电生理学改变。

Ondine's curse 综合征应与阻塞型睡眠呼吸暂停综合征及发生于儿童的匹克威克综合征（Pickwickian syndrome）鉴别，后两者主要是由于肥胖使呼吸时上气道狭窄及阻力增加所致，睡眠时呼吸呈周期性，鼾声响亮，呼吸暂停时胸腹部的呼吸运动仍存在，睡眠时觉醒少，白天嗜睡，但无失眠，减肥后症状可明显缓解。

2. 继发性 Ondine's curse 综合征

继发性 Ondine's curse 综合征首先由 Severinghavs 报道，大部分该综合征的患者都是由双侧延髓病变导致的。1977 年 Levine 报道了一例左侧延髓被盖梗死导致的 Ondine's curse，但是尸检发现患者双侧延髓均存在胶质增生、巨噬细胞浸润及神经系统退行性改变，这些混杂因素的存在使得完全由延髓单侧病变导致随意呼吸受损的推测划上了一个问号，但是不管怎样人们开始关注这样一种由卒中导致的罕见的呼吸功能障碍。1990 年 Bogousslavsky 报道了两例左侧延髓背外侧梗死导致呼吸衰竭的病例，有趣的是虽然都是单侧梗死，但是一例患者表现为完全性呼吸功能障碍，包括自主呼吸和随意呼吸，另一例由于仅表现为随意呼吸受损故被作者称为 Ondine's curse，依据病理结果，作者提出随意呼吸受损是由于脑干网状结构及疑核受损所致，而孤束核受损则会累及自主呼吸。然而，Takehara 认为单侧延髓梗死累及网状结构和疑核即便是再累及孤束核也只损害随意呼吸运动。

单侧延髓梗死为什么会导致随意呼吸障碍？目前，国外文献报道多见梗死累及左侧延髓，因此有人提出了随意呼吸中枢的延髓单侧支配优势这一假说，但是黄如训报道的 5 例中有四例是右侧梗死。还有人认为网状结构在发出到脊髓的下行纤维前首先交叉到对侧，因此单侧延髓梗死实际上同样是损害了双侧的随意呼吸系统下行纤维，但这一推测仅在猫的动物实验中获得了证实。

Ondine's curse 综合征均在睡眠期间突然发生，这是由于睡眠时大脑皮质的随意呼吸控制减弱或消失，主要靠自主呼吸运动，如果病变累及延脑的自主呼吸运动中枢，就易诱发中枢性呼吸衰竭。虽然患者有严重的 CO_2 潴留、低 O_2 血症及意识障碍，但是经过积极的机械通气后能够较快改善，并伴随意识恢复，无神经缺损体征的加重。这更说明了 Ondine's curse 综合征的发病机制主要是中枢性化学感受器对动脉血中 CO_2 潴留、低 O_2 血症及 pH 值改变的敏感性降低或丧失。

目前文献报道的由单侧延髓梗死导致的 Ondine's curse 综合征都是累及延髓被盖区，类似于 Wallenberg 综合征受累的区域，但是本例的特别之处在于，梗死累及延髓基底部及网状结构。由此，我们认为无论何种位置的病灶、也无论什么性质的病灶，只要累及延髓网状结构就有可能导致 Ondine’s curse 综合征。从另一方面来说，该患者在病程的后期才表现出典型的继发性 Ondine’s curse 综合征，即单纯的随意呼吸受损。起病初期还存在一些自主呼吸功能受损的表现，例如在清醒状态下进行性氧饱和度下降导致的脱机失败，笔者推测这可能与三个方面有关：①由于累及一侧椎体束，导致患者出现急性期的膈肌功能失调；②较长时间使用呼吸机导致患者的呼吸肌疲劳，不能适应自主呼吸；③心理因素，患者既往有抑郁症病史，长期服用抗抑郁药，多次的呼吸衰竭对患者的心理造成了严重影响，患者曾表现出悲观情绪及对脱离呼吸机的严重恐惧感。患者还有幽闭恐惧症，行 MRI 检查时常出现呼吸困难。上述因素都有可能是导致患者早期呼吸异常的原因。

Ondine’s curse 综合征亦可见于多系统萎缩（multiple system atrophy，MSA）患者。MSA 是一种神经变性疾病，依据患者主要临床表现的不同，MSA 被分为纹状体黑质变性（MSA-P 型）和橄榄脑桥小脑萎缩（MSA-C 型）两种疾病类型。自主神经功能紊乱是所有 MSA 患者都可能出现的症状，只是出现的早晚和程度不同。以自主神经功能紊乱为首发症状的 MSA，发病时即出现体位性低血压的自主神经功能衰竭表现，出现呼吸暂停最早，MSA-C 型患者脑干萎缩较 MSA-P 型早，其呼吸困难的出现也较早。MSA 引起的 Ondine’s curse 综合征临床罕见，其主要临床表现为夜间发作性呼吸暂停，部分患者出现呼吸暂停之前可以有呼吸减弱、发作性喘憋等前驱症状，其呼吸困难症状可以出现在发病后的任何时期，当患者出现了体位性低血压、排尿、排便障碍等自主神经功能紊乱的症状时，应警惕呼吸暂停的发生。发病机制推测为脑干下部呼吸中枢受累，还可能与自主神经功能紊乱有关，可以合并声带麻痹。由于长期的低通气状态可继发多种疾病，突发的呼吸暂停可以引起患者死亡，对患者进行血氧检测和呼吸支持至关重要。临床上对于 MSA 的老年患者应该注意其出现呼吸受累的可能，反之，对于不明原因的发作性呼吸暂停的老年患者，应该考虑到 MSA 的可能性。

第四脑室肿瘤手术中最重要的部分是将肿瘤和第四脑室壁分离，在某些情况下，这几乎是不可能的，在幸运地剥离了肿瘤的病例，亦有可能损伤第四脑室底部延髓腹外侧与呼吸驱动中心相关的神经核团，进而引发 Ondine’s curse 综合征。

Ondine’s curse 综合征的死亡率很高，患者往往一般情况良好，仅仅因为一次没有充分监测的睡眠就有可能丧命，日本学者曾报道一例单侧延髓梗死的 Ondine’s curse 患者，在没有气管插管和机械通气的情况下，起病 24h 内就快速死亡。

3. 诊断

继发性 Ondine’s curse 综合征的诊断必须排除原有疾病的进展及内科系统疾病所致的呼吸、循环衰竭。在安静的睡眠中发生并呈渐进性加重的呼吸衰竭及意识障碍，加上睡眠打鼾史，可成为本组病例的最重要的临床特征及诊断依据。积极地改善通气后，特别是动脉血氧分压及 CO_2 分压迅速恢复正常，较快恢复意识并无神经系统损害加重的征象，也可以作为该诊断的重要佐证。

【治疗】

继发性 Ondine’s curse 综合征治疗的关键是提高对该病的认识，加强监护及抢救意识。

首要的原因是该病是由于自主呼吸运动受损所致，引发睡眠期间高碳酸血症和低氧血症，故合理的治疗是正压通气，严重患者尤其是抢救时，常需气管插管或切开，施行机械通气。理论上使用中枢性化学感受器兴奋剂较理想，可惜至今尚缺乏临床有效的药物，仅有咖啡因、氨茶碱等提高呼吸中枢对 CO_2 潴留的敏感性，可适当选用。Straus 等的研究曾偶然发现，应用去氧孕烯（desogestrel）成功治疗了 1 例女性患者，随后对第 2 例患者应用此药也有效果，并对此进行了病例报道。一些镇静剂、麻醉剂及肾上腺素受体阻滞剂，能降低中枢化学感受器对 CO_2 反应的敏感性和提高反应阈值，Ondine's curse 综合征患者应尽量少用或不用。有研究者报道，Ondine's curse 综合征患者手术时麻醉剂不宜使用异丙酚，因可出现心搏骤停。

其次，应当重视对原发病尤其是脑干疾患的治疗，同时应当注意呼吸功能障碍对机体所造成的继发性损害，如脑损害、酸碱失衡、电解质紊乱等。

根据以往该病的治疗经验，必须采用间歇停机并逐渐延长时间，以逐步提高延脑中枢对二氧化碳的敏感性，才能最终稳定，恢复正常呼吸。

目前，对于继发性 Ondine's curse 综合征尚没有诊疗指南进行指导，如果参照原发性 Ondine's curse 的治疗，则可以考虑在睡眠时使用各种类型的机械通气，也可以考虑植入膈肌起搏器，达到启动呼吸的作用。Ondine's curse 综合征患者可进行夜间正压通气治疗，根据不同换气者选择持续正压通气或间歇正压通气，正压通气可以通过非创伤性即鼻面罩，也可以通过创伤性即气管切开进行机械通气，应用非创伤性通气方式便于长期家庭管理。Ondine's curse 综合征患者的膈神经及膈肌是正常的，有学者认为应用夜间膈肌起搏可以使严重低通气的患者存活，已有膈肌起搏成功应用于脑干损伤引起 Ondine's curse 综合征的报道。夜间持续低流量氧疗，因其可减轻睡眠期间大脑的缺氧状态，也有一定的疗效。吸氧虽可改善低氧血症，但对改善 CO_2 潴留无帮助。切忌高流量吸氧，因高流量吸氧又会减少外周性化学感受器对呼吸中枢的刺激，不利于改善通气。

因此，对于任何累及延髓网状结构的病变都要引起我们的高度重视，采取适当的监测和治疗帮助患者逃过 Ondine 的诅咒。

（孔辉　王立群）

延伸阅读

[1] Strauser LM, Helikson MA, Tobias JD. Anesthetic care for the child with congenital central alveolar hypoventilation syndrome (Ondine's curse). J Clin Anesth, 1999, 11: 431-437.

[2] Rlhrer T, Trachsel D, Engeleke G, et al. Congenital central hypoventilation syndrome associated with Hirschsprung's disease and neuroblastoma: case of multiple neurocristopathies. Pediatr Pulmonol, 2002, 33: 71-76.

[3] Urushihara N, Nakagawa Y, Tanska N, et al. Ondine's curse and Hirschsprung's disease: neurocristopathic syndrome. Eur J Pediatr Surg, 1999, 9: 430-432.

[4] Levine BE, Margolis G. Acute failure of autonomic respirations secondary to a unilateral brainstem infarct. Ann Neurol, 1977, 1: 583-586.

[5] Bogousslavsky J, Khurana R, Deruaz JP, et al. Respiratory failure and unilateral caudal brainstem infarction. Ann Neurol, 1990, 28: 668-673.

[6] Terao S, Miura N, et al. Rapidly progressive fatal respiratory failure (Ondine's curse) in the lateral medullary syndrome. Joural of Stroke and Cerebrovascular Disease, 2004, 13 (1): 41-44.

[7] Ho HT, Thajeb P, Lin CC. Ondine's curse in a patient with unilateral medullary and bilateral cerebellar

infarctions. J Chin Med Assoc，2005，68（11），531-534.

[8] Plum F. Breathing is controlled independently by voluntary，emotional，and metabolically related pathways. Arch Neurol，1992，49：441.

[9] Vingerhoets F，Bogousslavsky J. Respiratory dysfunction. //Bogousslavsky J，Caplan LR，et al. Stroke syndromes. 2nd ed，Cambridge University Press，2001，353-362.

[10] Bassetti C，Aldrich MS，Quint D. Sleep-disordered breathing in patients with acute supra- and infratentorial strokes. A prospective study of 39 patients. Stroke，1997，28：1765-1772.

[11] Severinghaus JW，Mitchell RA. Ondine's curse：Failure of respiratory center automaticity while awake . Clin Res，1962，10：122.

[12] Takehara M，Ishikawa K，Hiroi T，et al. Central type of sleep apnea syndrome caused by unilateral lateral medullary infarction. Rinsho Shinkeigaku，1992，32：511-515.

[13] 黄如训 . 延脑梗死继发 Ondine's curse 综合征 . 中国神经精神疾病杂志，2004，30（6）：419-422.

[14] Plum F，Leigh RJ. Abnormahties of central mechanisms. //Hornbein TF，ed. Regulation of breathing，part 2. New York：Marcel Dekker，1981：989-1067.

[15] Merrill EG. Finding a respiratory function for the medullary respiratory neurons. //Bellairs R，Gray EG，et al. Essays on the Nervous System. New York：Oxford University Press（Clarendon），1974：451-486.

[16] van Euler C，Marttila I，Remmers JE，hppenbach T. Effects of lesions on the parabrachialis nucleus on the mechanisms for central and reflex termination of inspiration in the cat. Acta Physiol Scand，1976，96：324-337.

[17] Chen ML，Keens TG. Congenital central hypoventilation syndrome：Not just another rare disorder. Paedictr Respir Rev，2004，5：182-189.

[18] Flageole H. Central hypoventilation and diaphragmatic eventration：Diagnosis and management. Semin Pediatr Surg，2003，12：38-45.

[19] Campbell E，Brown J. Case report of os odontoideum causing Ondine's curse. Br J Neurosurg，2013，27：836.

[20] Wenning GK，Geser F，Krismer F，et al. The natural history of multiple system atrophy：A prospective European cohort study. Lancet Neurol，2013，12：264.

[21] Strausa C，Trang Ho，Becquemin MH，et al. Chemosensitivity recovery in Ondine's curse syndrome under treatment with desogestrel. Respiratory Physiology & Neurobiology，2010，171：171-174.

[22] 解龙昌，黄如训 . Ondine's curse 与中枢神经损害 . 中国临床神经科学，2003，4（1）：419-421.

[23] Pedroso J，Baiense R，Scalzaretto A，et al. Ondine's curse after brainstem infarction. Arq Neuropsiquiatr，2009，57（2）：206-207.

[24] Faraji RE，Faraji RM，Amini S，et al. Sleep apnea syndrome after posterior fossa surgery：A case of acquired ondine's curse. Iran J Otorhinolaryngol，2015，27（78）：63-67.

第 4 章　Nasu-Hakola 病

病例 4

【主诉】

男，31 岁，智力减退、双下肢无力 11 个月。

【现病史】

11 个月前患者在活动后双下肢无力，时有跌倒，上楼费力，无肢体感觉异常，无抽搐。后出现反应迟钝、言语不流利、工作能力下降。当地就诊头颅 MRI 示脑室旁广泛长 T2 信号，诊为“多发性硬化”，曾用糖皮质激素正规治疗 1 个月，症状无缓解且逐渐加重，逐渐出现站立不稳，易向后倒，排尿排便均困难。

【既往史、个人史及家族史】

足月顺产，发育正常，5 岁时下蹲出现下肢疼痛且活动后易疲劳，当地医院 X 线片示“大理石骨征”，曾有 4 ～ 5 次小腿骨折。上学时成绩良好，中专毕业后能胜任工作。婚后育有 1 子，健康。父母非近亲结婚，家族中无类似患者。其胞兄（身高 167cm）发育正常。

【神经系统专科查体】

精神智能状态：神清，言语不流利，智力低下（韦氏智商 49 分），记忆测查（MQ）52 分。

脑神经：

Ⅰ：未查。

Ⅱ：双眼视力、视野粗测正常，眼底视盘边界清楚。

Ⅲ、Ⅳ、Ⅵ：上眼睑无下垂，眼球无外凸及内陷，双侧瞳孔等大等圆，直径为 3mm，直接、间接对光反射灵敏，眼动充分，未引出眼震。

Ⅴ：双侧面部针刺觉对称存在，双侧角膜反射灵敏。

Ⅶ：双侧面纹对称，鼻唇沟对称。

Ⅷ：双耳听力粗测正常。

Ⅸ、Ⅹ：腭垂居中，双侧软腭抬举力正常对称，咽反射对称存在。

Ⅺ：转颈、耸肩对称有力。

Ⅻ：伸舌居中，无舌肌萎缩、纤颤。

运动系统：双腿呈 X 形，肌肉容积正常，四肢肌力 5 级，肌张力高。

共济运动：右手指鼻试验不准。

步态：蹒跚步态。

反射：腱反射亢进，右手指鼻试验不准，双侧 Hoffman’s 征（+），双侧 Pussep’s 征（+）。

感觉系统：深浅感觉对称正常，复合感觉正常。

脑膜刺激征：阴性。

【辅助检查】

1. 头颅磁共振成像检查

脑室旁多发斑片状长 T_2 信号，轻度脑萎缩（图 4-1）。

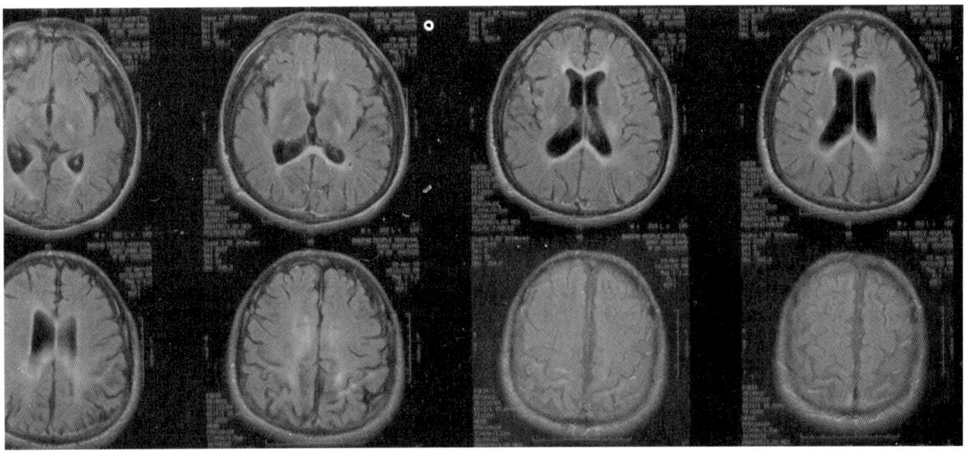

图 4-1 双侧侧脑室旁可见多发斑片状长 T_2 信号

2. X 线平片

双股骨正位：双侧股骨末端呈囊状扩张，骨皮质变薄（图 4-2）。

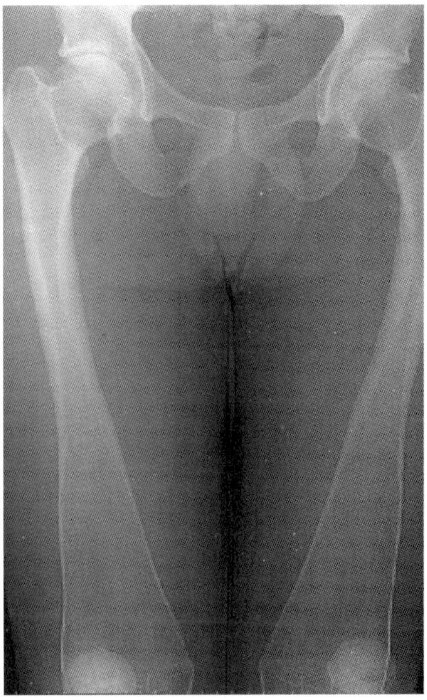

图 4-2 双侧股骨末端呈囊状扩张，骨皮质变薄

双侧指 / 趾骨多发骨囊肿（图 4-3，图 4-4）。

3. 肌电图

正常。

4. 脑脊液免疫学检查

正常。

【诊疗经过】

本例患者以进行性痴呆、多发性骨囊肿为主要特点，这与国外报道的“多囊性脂膜样骨发育不良合并硬化性白质脑病（PLOSL）”具有相同的特征，故诊断为 Nasu-Hakola 病。在此后的随访过程中，患者病情继续进展加重。近期随访患者已不能理解家人话语，无自发言语，持续卧床，生活完全不能自理。

【讨论】

Nasu-Hakola 病（NHD）又称多囊性脂膜样骨发育不良并硬化性白质脑病（polycystic lipomembranous osteodysplasia with sclerosing leukoencephalopathy, PLOSL），是一种独特而且罕见的疾病，其特点是不断进展的早老性痴呆和全身多发骨囊肿。

1. 历史背景

Tereyama 和 Jarvi 分别于 1961、1964 年最先报道了此类病例。1972 年 Hakola 详尽描述了芬兰 7 个家系中的 9 位症状相似病例，并将此病命名为多囊性脂膜样骨发育不良并硬化性白质脑病（PLOSL）。几乎与此同时，Nasu 报道了 1 例日本病例，所以此病被正式命名为 Nasu-Hakola 病。现已证实 NHD 是一种常染色体隐性遗传病。

2. 病因与流行病学

迄今为止，全世界不到 200 例病人被诊断为 Nasu-Hakola 病。绝大多数来源于芬兰和日

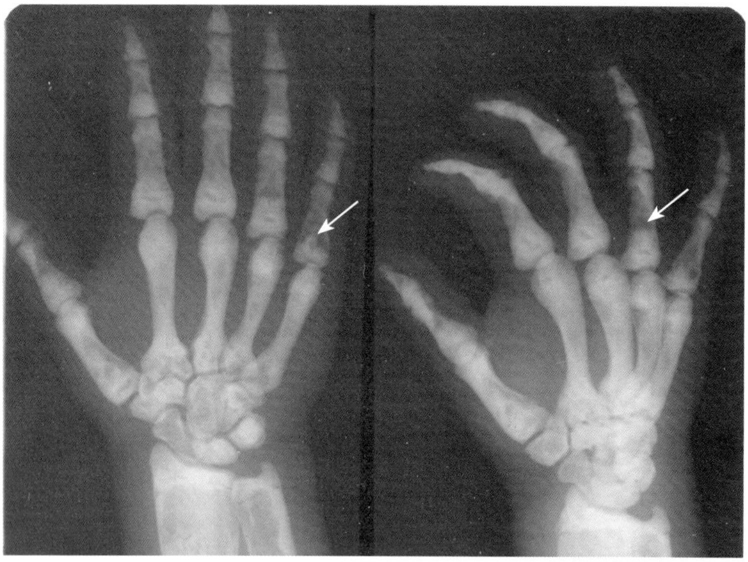

图 4-3　双侧指骨多发骨囊肿

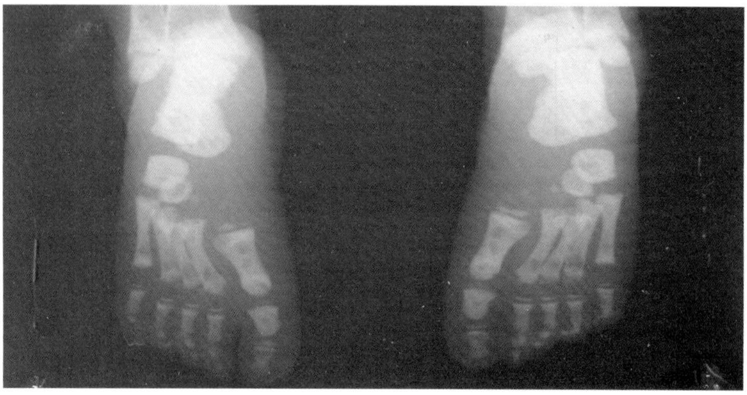

图 4-4　双侧趾骨多发骨囊肿

本。日本至少有 84 例病人确诊，芬兰 30 例。瑞典、挪威、美国等也有散发病例。本病在性别分布上没有差异。目前在国内只有 2 例报道。

膜脂性损伤和白质脑病的病因尚不清楚。目前存在 2 种假设：血管理论和代谢异常理论。血管理论认为：膜囊性病变是由于血管发育不良而导致的缓慢进展的（骨）脂肪坏死，在中枢神经系统则引起脱髓鞘和胶质增生。此观点已经同位素方法所证实。代谢异常理论则认为白质脑病的主要病理生理机制是原发性内皮代谢异常，血管壁损伤，血 - 脑脊液屏障被破坏，从而导致严重的血管源性水肿。但是上述病理改变和脑水肿究竟是原发损伤，还是继发于癫痫发作，尚需进一步证实。

3. 临床特点

Nasu-Hakola 病临床分为 4 期：

（1）潜伏期

病人处于长期无症状阶段直到成年早期。

（2）骨病期

首发症状多于 20 岁以后出现，少数人在 10 岁时即可发病。最早为疲劳后踝、腕关节的无力，随后由于长骨末端的囊性变而容易骨折，骨折可反复发生。X 线显示：指 / 趾骨、掌骨 / 跗骨、腕骨及长骨的骨骺区骨皮质变薄，呈囊状扩张。部分病人的骨科症状轻微，常在出现神经系统症状后才被发现。

（3）神经系统症状期

症状出现于三四十岁，表现为额颞痴呆（frontotemporal dementia，FTD）、前额叶综合征。初起表现为轻度记忆障碍和性格改变，也可出现失认、失用、运动性失语、欣快、失抑制、社交能力下降等典型的症状。常可见痉挛性截瘫。亦可见锥体外系症状、阵挛、全面性癫痫发作等。偶见麻痹性肠梗阻、巨结肠、尿失禁、阳痿。脑电图显示同步弥散的 6 ～ 8Hz 慢波。外周神经传导正常或呈运动 - 感觉神经病样改变。

（4）痴呆期

此期病人呈严重恶病质、癫痫发作，多死于 35 ～ 45 岁，死因常为肺部感染。在出现神经科症状后的平均生存期为 10 年，预后极差。有趣的是，Nasu-Hakola 病人不出现临床免疫缺陷且病变局限在中枢神经系统和骨骼。

4. 辅助检查

（1）影像学检查

骨骼 X 线检查示病变累及所有骨松质。长骨、膝盖骨、手 / 足的小骨的骨骺和干骺端均可见多发、对称的非扩张性囊肿，囊肿的边缘无硬化线。残余骨小梁沿纵轴排列。病变区域显示 ^{99}Tc 摄取增加。皮质骨的骨密度减低是诊断本病不可缺少的重要依据。脑 CT 显示皮质和脑叶萎缩，基底节钙化，萎缩主要局限于额叶，偶可累及小脑。MRI T_2 像上基底核（壳核、苍白球、尾状核、丘脑）呈低信号，脑室周围白质显示高信号，白质改变较为弥散（弥散性白质异常），弓状纤维不受累，胼胝体变薄，脑室、脑沟扩大。基底节低灌注。

（2）病理学检查

1）骨和脂肪组织

膜脂质代谢障碍是脂肪组织坏死的一个特殊形式。在组织学上，把这种异常称为膜囊性变。主要包括两方面：囊腔内被三酰甘油和 1 ～ 2mm 的膜充填。后者呈自身免疫荧光阳性、嗜伊红细胞阳性和 PAS 染色阳性。这些膜状和片状物是由糖类、脂质、磷脂、脂肪酸结晶、羟磷灰石结晶和成胶原的结缔组织构成的。在冰冻涂片上，膜和膜内容物均为苏丹 - Ⅲ染色阳性。电镜下，膜呈双层结构，内层为较薄的致密磷脂样物质。它们由弯曲的微管和一些囊状结构聚集而成，垂直于表面排列，其内充满三酰甘油，可能是脂肪细胞膜崩解的最后产物。外层由无定形物组成，推测可能是来自脂肪细胞或 stromal 细胞间隙中无定形物的积聚导致邻近脂肪细胞的变性、坏死。常可见小动脉的管腔闭塞，肌层几乎完全损坏，内弹力层变厚。

Kaifu 等成功地建立了 DAP12 基因缺失的小鼠模型，这些小鼠同样出现了骨囊肿和丘脑组织的脱髓鞘。病理切片冰冻涂片发现，在丘脑附近有大量未成熟的少突胶质细胞，同时骨切片显示破骨细胞发育不成熟，这些都提示 DAP12 基因缺失最初的病理变化为少突胶质细胞向成熟的髓鞘形成细胞分化的过程受阻，破骨细胞成熟障碍。

2）神经组织病理改变

大体病理：脑重减轻，全脑萎缩，以双侧额颞叶为主。额叶白质皱缩、变硬，不均匀脱色。胼胝体变薄，呈灰色。基底节和丘脑核团明显变小。双侧苍白球脱色，砂样物质沉积。

光镜：皮质深层大神经元呈圆形轮廓，Nissl 颗粒边缘化，核偏心。白质弥漫性脱髓鞘，以额叶眶回和颞叶为主，弓状纤维保留。脱髓鞘区可见星形细胞、小胶质细胞大量增生。血管周围巨噬细胞仅吞噬少量嗜苏丹性脂滴。如脱髓鞘区可见嗜苏丹性脂滴散在分布，则称为嗜苏丹性白质营养不良（sudanophilic leukodystrophy）。白质轴突营养不良，如轴突肿胀和钙化球形体、平野小体（Hirano bodies）等。脑组织无脂膜样结构。钙球 PAS 染色阳性，Prussian 蓝染色强性，Vonkossa 染色弱阳性。偶有外周神经轴突变性。无神经元核内或胶质细胞包涵体、磷酸化 Tau、α- 共核蛋白 α（α-synuclein）或泛素。无 Lewy 小体、神经炎斑或淀粉样血管病。磷酸化神经微丝蛋白或 aB 晶体蛋白染色阴性。受累小动脉和毛细血管可见内皮细胞增大，基膜增厚、呈多层样改变。血管壁同心圆性增厚，管腔增生狭窄，小血管壁海绵样变性。刚果红、PAS 染色阴性。免疫染色证实血管周围区域可见血浆外渗成分。

电镜：轴突球形体神经微丝数量增加，小泡内可见游离、斑片状致密物，线粒体变性。

（3）组织化学改变

蓄积脂类多为三酰甘油和游离脂肪酸。某些病人皮质和白质可见 C16：0、C18：0 脂肪酸硫化物、脑苷脂和神经节苷脂含量增高。脂质分析证实脑组织可见大量游离性脂肪酸，无胆固醇酯。白质总脂类、胆固醇和脑苷脂含量轻度降低。游离性和鞘脂脂肪酸无变化。与对照组相比，NHD 病人皮质、白质胆固醇水平分别降低 33%、42%，白质脑苷脂仅为正常对照的 1/3。

其他部位：营养障碍也可见于直肠黏膜、肝窦、肺泡间隔。直肠黏膜的典型组织细胞浸润可作为诊断依据。

5. 生物化学和分子遗传学与基因诊断

囊腔内积聚的脂质中 95% ～ 98% 是三酰甘油和游离脂肪酸。必需脂肪酸和不饱和脂肪酸的比例明显下降。脑组织中脂类物质的总量降至正常的一半。游离脂肪酸占中性脂肪酸的 15%。

NHD 是一种常染色体隐性遗传病，多数学者认为病变位于 19q13.1 上的 DAP12 基因。随着基因学研究的进展及确诊病例的不断增多，又发现 TREM2 是 NHD 的第 2 个致病基因。而目前 NHD 被确认的基因突变位点达 16 个（表 4-1）。

表 4-1　PLOSL 确认的 TREM2 and TYROBP 突变位点

突变	位点	TREM2/TYROBP 功能变化	报道国家
TYROBP			
Del 5.3 kb	Exons 1-4	无 TYROBP 表达	芬兰、挪威、瑞典
Del 8 kb	Exons 1-4	无 TYROBP 表达	巴西
141 DelG	Exon 3	移码，DAP12 蛋白截断	日本
2 T ＞ C	Exon 1	Met1Thr，无 TYROBP 表达	日本
145 G ＞ C	Exon 3	非功能性 DAP12 截断	葡萄牙
262 G ＞ T	Exon 4	Glu87Stp	日本
154-155ins42nt	Exon 3	14 aa 插入	英国

续表

突变	位点	TREM2/TYROBP 功能变化	报道国家
TREM2			
40 G → T	Exon 1	非功能性 TREM2	德国
97 C > T	Exon 2	Gln33Stp，TREM2 蛋白截断	比利时、意大利
132 G > A	Exon 2	TREM2 蛋白截断	玻利维亚
267 DelG	Exon 2	移码	法国
313 DelG	Exon 2	移码	德国
377 T > G	Exon 2	Val126Gly	加拿大、英国
401 A > G	Exon 3	Asp134Gly，TREM2 蛋白截断	美国
482+2 T > C	Intron 3	剪切位点突变，无功能 TREM2	意大利
558 G > A	Exon 4	TREM2 DAP12 无互动	挪威

（1）DAP12 与 TREM2 的表达

DAP12 基因是一个跨膜受体，广泛存在于原始免疫细胞，如：自然杀伤细胞、粒细胞、单核 / 巨噬细胞、树突状细胞表面，在传递活性信号中发挥重要作用。DAP12 同时被发现在一些适应性免疫系统细胞中表达如 γδ T 细胞、$CD8^+$ αβ T 细胞和活化的 B 细胞，具有负性调节 B 细胞免疫反应的作用。

在大脑 DAP12 和 TREM2 绝大部分在源自骨髓前体细胞的小胶质细胞上表达。TREM2 在静止的小胶质细胞高转录并下调脂多糖和 γ_{27}- 干扰素。而在星形胶质细胞中均未发现 DAP12 和 TREM2 的表达，所以在小胶质细胞和破骨细胞中表达的 DAP12 和 TREM2 相信在 PLOSL 的发病机制中起重要作用。

（2）DAP12 与 TREM2 在细胞内的信号通路

TREM2 与 DAP12 在跨膜区域通过电荷残留，在骨髓细胞和小神经胶质细胞的细胞膜上表达。DAP12 在细胞外区域由 2 个半胱氨酸链接成的二聚体构成，在过去研究 DAP12 相关其他受体的基础上，被认为与 TREM2 的一个受体相联系。在胞浆区的 DAP12 控制了一种酪氨酸激活基序的自身免疫受体（immunoreceptor tyrosine-based activation motif，ITAM）的共有序列 YxxL/Ix6-8YxxL/I，能促进和激活下游的效应分子。刺激 TREM2 同样能引起 DAP10 与 DAP12 共定位，并适用于 TREM2 依赖的磷脂酰肌醇 3 激酶（phosphatidylinostiol-3 kinase，PI3K）。之后 PI3K 使二磷酸磷脂酰肌醇转换为三磷酸磷脂酰肌醇，导致支架蛋白和 B 细胞活化链接蛋白（linker for the activation of B cells，LAB）聚集。而后 LAB 聚集一种由 γ 磷脂酶 C（phospholipase C gamma，PLC-γ），含有 SH2 结构域的 76kD 的白细胞蛋白质（SH2 domain-containing leukocyte protein of 76kDa，SLP-76），水痘带状疱疹病毒鸟苷酸交换因子，胸腺上皮细胞激酶（Tec kinases），生长因子受体结合蛋白 2（growth factor-receptor-bound protein 2，Grb2）与交换因子同系物 1（son of sevenless homolog1，SOS1）等组成的复合蛋白。这些信号通路在骨髓细胞可以使细胞分化，激活，转移，合成细胞因子和进行吞噬作用。

TREM2 与 DAP12 分子复合体具有明显干扰其他信号通路，包括生长因子受体，整合素和 Toll 样受体（Toll-like receptors，TLRs）信号传导通路。同时 TREM2 和 DAP12 在骨髓细胞抑制低水平 TLR 配体诱导的细胞因子反应，导致降低前炎症因子和炎症。因此 TREM2 和 DAP12 在很多控制细胞分化、存活或功能的至关重要的信号通路中起核心作用。

（3）DAP12 与 TREM2 调节破骨细胞的发育与功能

在小神经胶质细胞，TREM2-DAP12 参与细胞存活，吞噬作用和参与需要细胞激活和吞噬活性的肌动蛋白的重组。

TREM2-DAP12 信号能通过调节前驱特定细胞因子和生长因子，同时加强细胞因子和整合素诱导的信号通路，促进破骨细胞和小神经胶质细胞分化。

而外周单核细胞 TREM2-DAP12 功能低下会导致响应于 NF-κB 配体受体激活剂的破骨细胞的分化不足和延迟。这些有缺陷的破骨细胞（osteoclast，OC）在体外表现为降低骨再吸收的能力，而 PLOSL 骨质破坏是 OC 在体内导致骨小梁减少的自然过程。所以现在仍不清楚 DAP12 和 TREM2 缺陷对 PLOSL 患者的作用。

（4）TREM2 与 DAP12 调节自身免疫反应

TREM2 与 DAP12 在原始免疫细胞中具有免疫活化和免疫抑制的双重作用。而且 TREM2 与 DAP12 在人类树突状细胞的成熟、存活和迁移中具有重要作用。由于 DAP12 与 TREM1 和 MDL1 受体结合时能都产生促炎反应，所以 TREM2 与 DAP12 信号通路曾被预计能增加促炎反应，但其后的研究证实，TREM2 与 DAP12 能抑制巨噬细胞和树突状细胞中 Toll 样受体（TLR）介导的促炎因子反应。而 TREM2 抑制 TLR 反应主要依赖于 DAP12 的表达及其功能。

（5）TREM2-DAP12 调节小胶质细胞功能

TREM2 的表达能够促进吞噬凋亡的神经元。当 TREM2 在小胶质细胞中表达时，能在最低水平的促炎因子条件下增强吞噬凋亡神经元的作用。如果缺少了 TREM2，凋亡的神经元能极大地增强小胶质细胞的活化和炎症反应导致中枢神经系统炎症的发生。

（6）PLOSL 中 DAP12 与 TREM2 功能障碍

Takahashi 等证实 TREM2 基因在小胶质细胞表达，在中枢神经系统通过控制吞噬作用致神经元凋亡而不引起炎症反应的过程中起核心作用。TREM2 是一种细胞膜上的免疫球蛋白样受体，它可在体外与 DAP12/KARAP 结合，激活单核细胞来源的破骨细胞。在 TREM2 缺陷病人体内破骨细胞分化严重阻滞，大量未成熟的破骨细胞积聚，骨吸收障碍。提示 TREM2 基因在单核髓样前体细胞分化为多核细胞的过程中具有重要作用。

Paloneva 证实 NHD 系 DAP12 和 TREM2 突变所致。DAP12 与细胞膜上的 TREM2 受体相结合在单核 - 巨噬细胞系统的分化过程中具有重要作用。中枢神经系统内 DAP12 基因的表达见于小胶质细胞的活化和巨噬细胞的分化。在骨组织，则在破骨细胞的分化过程中发挥作用。由于 DAP12 或 TREM2 基因缺陷，破骨细胞分化延迟、减少，导致骨再吸收、骨塑形过程障碍，从而形成临床可见的骨囊肿。

近年来有学者认为 TREM2 在额叶、颞叶、顶叶和基底节、小脑和脊髓的小胶质细胞中表达，而从活体人脑中获取小胶质细胞从伦理学上是不可取的。因小胶质细胞和淋巴母细胞都表达 TREM2，所以可以考虑用淋巴母细胞来替代小胶质细胞。有研究分析了从 NHD 患者和健康对照人群中提取了类淋巴母细胞的蛋白质图谱，比较分析显示了 21 个蛋白质参与了葡萄糖代谢和信息通路，以及在应激反应的表达谱的差异，但是类淋巴母细胞在一系列神经变性性疾病谱中存在，从阿尔茨海默病到帕金森病，肌萎缩侧索硬化症及其他疾病中。而 NHD 与这些疾病临床特点有相似性，故研究者认为应用 2-DE 技术作为蛋白质组学程序来区别靶蛋白，以研究糖酵解相关蛋白质的改变在 NHD 中是否能够起到作用。

6. 鉴别诊断

当同时出现上述神经科和骨症状时，诊断相对容易一些。

临床上，NHD 患者的痴呆症状与阿尔茨海默病或 Pick 痴呆相似，所以常被误诊为后两者。此外，本病尚须与多发性系统性硬化、异染性脑白质营养不良、CJD 等疾病相鉴别。骨损害常与脂肪累积症和甲状旁腺功能亢进相混淆。神经轴突的营养不良与神经轴突白质脑病的病理改变类似。

对于那些存在不能解释的早老性痴呆患者均应对典型部位（腕、膝、踝）行常规 X 线检查。与 NHD 相比，脑腱性黄瘤病患者的脑组织内可见相似的膜囊性改变。

7. 治疗

目前对本病尚无特异性治疗，综合各家报道均为对症治疗。Kiyohiro 等认为，丙戊酸钠对于 NHD 患者的认知功能减退及行为异常等症状有效，同时认知增强剂如多奈哌齐、加兰他敏、卡巴拉汀或美金刚可能已被用于治疗该患者，因为这些药物可以促进中枢神经的神经发生 NHD，有可能防止 NHD 的进展。利培酮（3mg/d）可能有效地治疗患者的额叶症状，但部分患者不能耐受其不良反应。

对于本病的骨发育不良所导致的肢体疼痛，在文献报道中不到 200 例患者，其中只有少数有提及手术治疗肢体症状，且外科医生一般倾向于对骨囊性变采取保守治疗。Murat Ar Jkan 医生提供了一例 42 岁男性患者，双侧距骨痛性脂膜样骨发育不良，采用刮除术及髂骨移植。术后 3 年随访，无任何肢体不适。虽然手术很少在这种全身性进展性疾病中开展，但此病例提示手术干预 Nasu-Hakola 病的多囊性脂膜样骨发育不良在关节疼痛方面的有利一面，可以作为治疗方案的一个选择。

（彭皓均　于春华　李轶　龚浠平）

延伸阅读

[1] 龚浠平，李轶，王国相 . Nasu-Hakola 病 . 首都医科大学学报，2005，26（2）：236-238.

[2] Hakola HPA. Neuropsychiatric and genetic aspects of a new hereditary disease characterized by progressive dementia and lipomembranous polycystic osteodysplasia . Acta Psychiatr Scand，1972，232（Suppl）：S171-S173.

[3] Paloneva J，Kestila M ，Wu J，et al. Loss-of-function mutations in TYROBP（DAP12）result in a presenile dementia with bone cysts. Nat Genet，2000，25：357-361.

[4] Verloes A，Maquet P，Sadzot B，et al. Nasu-Hakola syndrome：Polycystic lipomembranous osteodysplasia with sclerosing leucoencephalopathy and presenile dementia. Med Genet，1997，34：753-757.

[5] Serena Giuliano，Anna Maria Agresta，Antonella de Palma，et al. Proteomic Analysis of Lymphoblastoid Cells from Nasu-Hakola Patients：A Step Forward in Our Understanding of This Neurodegenerative Disorder. PLOS ONE，DOL：10. 1371/journal. pone. 0110073 December 3，2014.

[6] Xing J，Titus AR，Humphrey MB. The TREM2-DAP12 signaling pathway in Nasu-Hakola disease：A molecular genetics perspective. Res Rep Biochem，2015，5：89-100.

[7] Arikan M，Yildirim A，Togral G，et al. Extremity manifestations and surgical treatment for nasu hakola

disease. Case reports in orthopedics，2014，DOL：10. 1155/2014/458728

[8] Klünemann HH，Ridha BH，Magy L，et al. The genetic causes of basal ganglia calcification，dementia，and bone cysts DAP12 and TREM2. Neurology，2015，64：1502-1507.

[9] Kiyohiro Yamazaki，Yuta Yoshino，Yoko Mori，et al. A case of Nasu-Hakola disease without fractures or consanguinity diagnosed using exome sequencing and treated with sodium valproate. Clinical Psychopharmacology and Neuroscience，2015，13（3）：324-326.

[10] Klünemann HH，Ridha BH，Magy L，et al. The genetic causes of basal ganglia calcification，dementia，and bone cysts：DAP12 and TREM2. Neurology，2005，64：1502-1507.

[11] Kotani S，Yamauchi T，Teramoto T，et al. Donepezil，an acetylcholinesterase inhibitor，enhances adult hippocampal neurogenesis. Chem Biol Interact，2008，175：227-230.

[12] Ishikawa R，Kim R，Namba T，et al. Time-dependent enhancement of hippocampus-dependent memory after treatment with memantine：Implications for enhanced hippocampal adult neurogenesis. Hippocampus，2014，24：784-793.

[13] Arikan M，Yildirim A，Togral G，et al. Extremity manifestations and surgical treatment for nasu hakola disease. Case Rep Orthop. 2014；2014：458728. doi：10. 1155/2014/458728. Epub 2014 Feb 12.

第 5 章　复发性多软骨炎

病例 5

【主诉】

男性，55 岁，头痛 3 个月，肢体麻木伴力弱 10 天。

【现病史】

3 个月前无明显诱因出现头痛，无发热，无恶心呕吐，无视物模糊，就诊于外院，CT 检查未见明显异常，给予甘露醇、头孢类治疗（剂量不详），头痛有所缓解，停药后再次出现。10 天前出现左手、左足麻木，伴双下肢无力，以左下肢为显著。尚可行走，上楼梯吃力，无排尿排便障碍，无肢体抽搐。3 天前出现胡言乱语，自述有他人欲伤害自己，易哭。

【既往史、个人史及家族史】

1 年余前出现双侧耳郭软骨无痛性增厚、不规则改变，偶有稍好转。3 个月前出现双眼无痛性发红，无明显分泌物增多、泪液分泌增多。

【查体】

双侧耳郭软骨不规则改变、增厚，双侧结膜充血（图 5-1，图 5-2）。

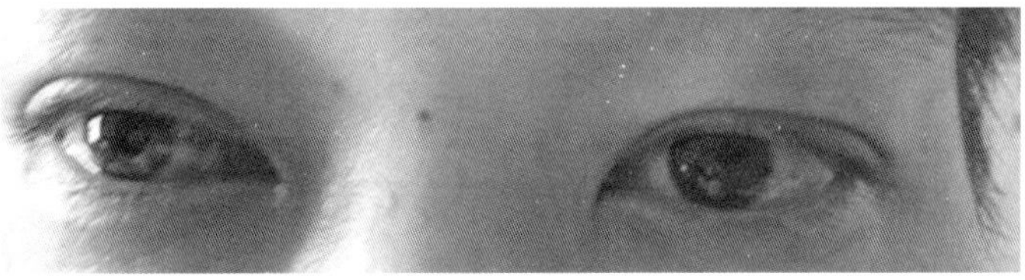

图 5-1　患者双侧结膜充血

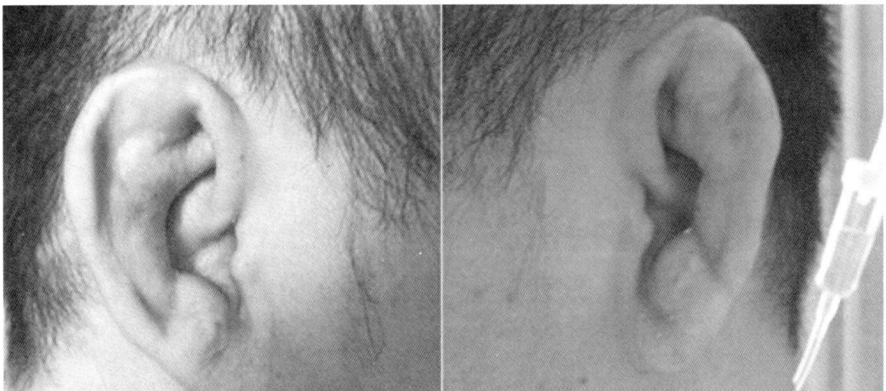

图 5-2　患者双侧耳郭软骨不规则改变、增厚

【神经系统专科查体】

精神智能状态：神清，言语欠流利，理解力、计算力、时间及空间定向力、记忆力、逻辑思维能力均减退。

脑神经：

Ⅰ：未查。

Ⅱ：双眼视力、视野粗测正常，眼底视盘边界清楚。

Ⅲ、Ⅳ、Ⅵ：上眼睑无下垂，眼球无外凸及内陷，双侧瞳孔等大等圆，直径3mm，直接、间接对光反射灵敏，眼动充分，未引出眼震。

Ⅴ：双侧面部针刺觉对称存在，双侧角膜反射灵敏。

Ⅶ：双侧面纹对称，鼻唇沟对称。

Ⅷ：双耳听力粗测正常。

Ⅸ、Ⅹ：腭垂居中，双侧软腭抬举力正常对称，咽反射对称存在。

Ⅺ：转颈、耸肩对称有力。

Ⅻ：伸舌右偏，无舌肌萎缩、纤颤。

运动系统：肌肉容积正常，左下肢肌力3级，右下肢肌力4级，肌张力高。

共济运动：双下肢跟膝胫试验欠稳准。

步态：不能完成。

反射：双下肢腱反射亢进，双侧病理反射阳性。

感觉系统：深浅感觉对称正常，复合感觉正常。

脑膜刺激征：阴性。

【辅助检查】

1. 腰椎穿刺

脑脊液压力200mmH_2O，脑脊液无色透明，蛋白60.2mg/L，氯化物115mmol/L，鞘内合成率升高，余常规、生化正常。

2. 磁共振成像

双侧额顶叶皮质下、放射冠、基底节、丘脑多发斑片状等及略长T1/T2信号影，有强化（图5-3）。

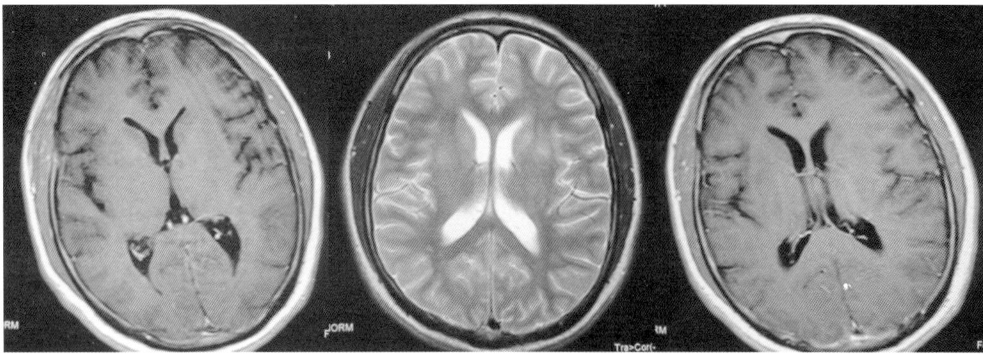

图5-3　磁共振成像可见双侧额顶叶皮质下、放射冠、基底节、丘脑多发斑片状等及略长T1/T2信号影，有强化

【诊疗经过】

在查体过程中，我们发现患者的结膜充血并有耳郭不规则改变，触摸其耳郭，质韧，没有软骨的触感。这些表现提示患者可能存在软骨损伤，结合患者神经系统表现，考虑患者诊断为复发性多软骨炎合并边缘系统脑炎。

初步诊断之后，给予患者甲泼尼龙冲击、硫唑嘌呤 50mg /d 、阿司匹林 300mg /d 治疗 1 个月，症状明显好转，无头痛、恶心等不适主诉，双眼结膜充血基本消失，神经系统查体未见异常。出院后予激素（逐渐减量，每两周递减用至隔日的 5mg）口服，随访 2 年无复发。

【讨论】

复发性多软骨炎是一种少见的累及全身多系统的疾病，是具有反复发作和缓解的进展性炎性破坏性病变，累及软骨和其他全身结缔组织，包括耳、鼻、眼、关节、呼吸道和心血管系统等。临床表现为耳、鼻、呼吸道软骨炎，并伴有眼、耳前庭等器官受累症状。多关节炎和血管受累也比较常见。1923 年 Jaksch-Wartenhorst 首次描述本病的临床表现，并命名为多发性软骨病（polychondropathia），1960 年 Pearson 分析了 12 例患者，命名为复发性多软骨炎（relapsing polychondritis，RP）。其病因和发病机制目前仍不清楚，但越来越多的证据表明本病有自身免疫机制参与。

1. 病因

RP 的病因和发病机制尚不明确。目前认为可能与自身免疫性疾病有关。各种原因引起的细胞和体液免疫异常，并攻击自身的软骨组织，导致自身的软骨组织器官的结构破坏而发病。在部分 RP 患者血中出现Ⅱ型和Ⅲ型胶原抗体和软骨抗体，受累软骨中也出现免疫复合物的沉积，说明有免疫因素参与。软骨破坏是由于酶的降解所致，而这些酶的释放源于自身免疫反应。除软骨外，该病还可以侵犯其他结缔组织，如主动脉、肾、眼、内耳的小血管出现纤维素样坏死，血管炎也支持免疫因素的存在。RP 常与多种自身免疫性疾病共存，提示免疫系统参与了发病。

2. 临床表现

（1）耳郭软骨炎

耳郭软骨炎是最常见的症状，在 39% 的病例为首发症状，以外耳轮突发的疼痛、肿胀、发红、发烫为特征，炎症可以自行消退或经治疗消退。经反复发作外耳郭变得柔软而下塌。由于耳前庭结构或内耳动脉血管炎可突发失聪和眩晕。85% 的病例为病程中受累及。起病较突然，常见为对称性，单侧少见。急性发作期表现为外耳耳郭红、肿、热、痛、红斑结节。病变可局限，也可弥漫。

（2）听觉及（或）前庭功能受累

病变侵犯外听道或咽鼓管，导致狭窄或闭塞，使听力受到损害；病变累及中耳和内耳，可表现为听觉及（或）前庭功能损伤；合并的血管炎累及内听动脉分支时，也可出现听觉异常和前庭功能损伤。并常伴有旋转性头晕、共济失调、恶心及呕吐。

（3）鼻软骨炎

突然发病，表现为疼痛和红肿，数天后缓解。如反复发作可引起鼻软骨局限性塌陷，形成鞍鼻畸形。甚至有的患者在发病 1 ～ 2 天内鼻梁可突然下陷。患者常伴有鼻塞、鼻分泌物及鼻硬结等。

（4）眼炎性病变

眼部受累可为单侧或者双侧。最常见的临床表现是突眼、巩膜外层炎、角膜炎或葡萄膜炎。巩膜炎反复发作可导致角膜外周变薄。甚至造成眼球穿孔。此外还可有球结膜水肿、结膜炎、角膜结膜炎、眼干燥、白内障、虹膜睫状体炎、眼外直肌麻痹等表现。视网膜病变，如视网膜微小动脉瘤、出血和渗出、静脉闭塞、动脉栓塞也常有发生。视网膜血管炎或视神经炎可导致失明。随着病情的反复发作，患者常可同时患有数种眼疾。

（5）关节病变

多关节炎是本病的第 2 个常见的初发病症，典型的表现为游走性、非对称性、非变形性关节炎，可累及周围或中轴的大小关节。呼吸道软骨炎可引致鼻软骨萎缩塌陷，表现为鞍鼻畸形。喉、气管及支气管受累可引致嘶哑、气梗、甲状腺软骨上触痛、咳嗽、喘鸣或喘息。最常累及的关节为掌指关节、近端指间关节和膝关节，其次为踝关节、腕关节、肘关节。也可累及胸骨旁的关节，如肋软骨、胸骨柄及胸锁关节等。骶髂关节及耻骨联合在 RP 中也可累及。出现局部的疼痛和压痛，可伴肿胀，RP 患者也可伴有破坏性关节病变疾病，如成人银屑病关节炎、幼年类风湿关节炎、赖特综合征、干燥综合征、强直性脊柱炎等。

（6）呼吸系统病变

约半数患者累及喉、气管及支气管软骨。表现为声音嘶哑，刺激性咳嗽，呼吸困难和吸气性喘鸣。喉和气管炎症早期可有甲状软骨、环状软骨及气管软骨压痛。喉和会厌软骨炎症可导致上呼吸道塌陷，造成窒息，需急诊行气管切开术。在疾病的晚期，支气管也可发生类似病变。炎症、水肿及瘢痕形成可导致严重的局灶性或弥漫性的气道狭窄、气管切开术不能有效地纠正呼吸困难。由于呼吸道分泌物不能咳出，继发肺部感染，可导致患者死亡。

（7）心血管系统病变

复发性多软骨炎亦可累及心血管系统，发生率为 30%，包括主动脉瘤，主动脉瓣大血管栓塞、小血管或大血管炎症和心脏瓣膜损害，心包炎及心肌缺血等。并可引起死亡。心血管并发症：完全性传导阻滞和急性主动脉瓣闭锁不全；主动脉瓣破裂。大血管受累可引致血管动脉瘤（主动脉、锁骨下动脉），或由于血管炎或凝血病变而致血栓形成。有些病例可出现升主动脉瘤，胸、腹、主动脉及锁骨下动脉发生动脉瘤。

（8）皮肤病变

10% 为首发症状。复发性多软骨炎可有多种皮肤黏膜病变，皮损为非特异性的，如结节性红斑、脂膜炎、网状青斑、荨麻疹、皮肤多动脉炎结节及阿夫他溃疡等。

（9）神经系统损害

RP 的神经系统损害少见。其机制可能为对软骨蛋白多糖发生反应的抗 Ⅱ 型胶原抗体与神经系统（如神经内膜、脑内小动脉中层及内膜等）发生交叉反应而导致的相应病变。Zeuner 等报道 62 例 RP 患者中有 6 例（9.7%）出现神经系统损害。其神经系统并发症临床表现多样，一般呈急性或亚急性起病，其症状的出现可先于其他系统损害的表现。其中，脑神经受累最为常见，按其出现频率由大到小依次为第 Ⅱ 、Ⅵ、Ⅶ及Ⅷ对脑神经。其他神经系统损害包括小脑功能不良、颅内动脉瘤、多发性神经炎或脊髓炎。而无菌性脑膜炎或脑膜脑炎正越来越多地被报道，并得到公认，其神经系统临床表现也多种多样，如偏瘫、癫痫发作、偏身感觉减退、步态障碍或小脑受累症状等。

（10）肾受累

肾受累的表现有显微镜下血尿、蛋白尿或管型尿，反复发作可导致严重肾炎和肾功能不全。肾动脉受累可发生高血压。肾活检有肾小球性肾炎的组织学证据。尿常规检测异常和RP肾损害有关，还应考虑到RP合并系统性血管炎引起的肾受累。

（11）其他临床表现

贫血和体重下降是最常见的全身症状，在急性发作期常伴有发热。也可出现肌肉疼痛及肝功能损伤等。一般来说，化验异常是非特异性的，如多数患者有慢性病性贫血。

3. 辅助检查

（1）影像学改变

1）X线检查

胸片显示有肺不张及肺炎。气管支气管体层摄影可见气管、支气管普遍性狭窄，尤其两臂后伸挺胸侧位相可显示气管局限塌陷。同时也能显示主动脉弓进行性扩大，升和降主动脉、耳郭、鼻、气管和喉有钙化。周围关节的X线显示关节旁的骨密度降低，偶有关节腔逐渐狭窄，但没有侵袭性破坏。脊柱一般正常，少数报告有严重的脊柱后凸、关节腔狭窄、腰椎和椎间盘有侵袭及融合改变。耻骨和骶髂关节有部分闭塞及不规则的侵袭。

2）CT检查

可发现气管和支气管树的狭窄程度及范围，可发现气管和支气管壁的增厚钙化、管腔狭窄变形及肿大的纵隔淋巴结。呼气末CT扫描可观察气道的塌陷程度。高分辨CT可显示亚段支气管和肺小叶的炎症。

3）PET-CT检查

其基本原理是将发射正电子的放射性核素标记到能够参与人体组织细胞血流或代谢过程的化合物上，通过病灶部位对示踪剂的摄取了解病灶功能代谢状态，对疾病做出正确诊断。目前许多研究发现，全身PET-CT用于炎症和感染时，氟脱氧葡萄糖摄取是升高的，其SUV值处于低水平，可发现全身的任何部位的感染，疾病初期通过PET-CT即可发现。由于软骨的炎症导致病变组织较正常组织摄取氟代脱氧葡萄糖高，通过PET-CT检查可大致评估RP患者软骨病变的范围，对于病理活检有定位作用，可提高阳性率。

4）心脏超声检查

可发现升主动脉瘤或降主动脉瘤、心包炎、心肌收缩受损、二尖瓣或三尖瓣反流、心房血栓等。心电图可出现Ⅰ度或完全房室传导阻滞。

5）纤维支气管镜检查

可直接观察受累的气道，可以显示气管支气管树的炎症、变形、塌陷等，进一步明确诊断和观察疾病的进程。

（2）肺功能检查

通过测定吸气和呼气流量曲线显示呼气及吸气均有阻塞。分析流速-容积曲线，可得到50%肺活量时的最大呼气流速和最大吸气流速，这样可以区别固定性狭窄和可变的狭窄在呼吸困难中所占的比例，及判断狭窄的位置。

（3）实验室检查

主要表现为正细胞正色素性贫血、白细胞计数明显增高、血小板升高、嗜酸性粒细胞数增高、红细胞沉降率增高、低白蛋白血症、高丙种球蛋白血症和低补体血症等。类风湿因子及抗核抗体阳性。梅毒血清学反应假阳性。血循环免疫复合物也常阳性。间接荧光免疫法显示抗软骨抗体及抗天然胶原Ⅱ型抗体在活动期一般均为阳性，用激素治疗后可转阴性。因此，抗天然胶原Ⅱ型抗体阳性对RP的诊断可能有帮助。尿酸性黏多糖阳性，在疾病发作期可大于正常值4.21倍，其可提示软骨破坏的程度。

（4）组织活检

可提供进一步的诊断证据，但如果临床症状典型，活组织检查并不是必须的。活检的部位可以是鼻软骨、气道软骨、耳郭软骨等，但活检后可能激发复发性多软骨炎的发作，造成新的畸形。故应特别注意，取耳郭软骨应从耳后入手。

4．诊断

RP的诊断标准也进行反复多次修改。1976年McAdam等首次提示RP诊断标准：①双耳郭复发性软骨炎；②非侵蚀性多关节炎；③鼻软骨炎；④眼炎；⑤喉和（或）气管软骨炎；⑥耳蜗和（或）前庭受损。具备以上3个或3个以上依据可以确诊，无需组织病理学证实。

1979年Damiani等基于早期诊断、早期治疗控制病程进展的目的，提出了扩大的McAdam诊断标准：①McAdam征；②1条以上McAdam征，加上组织病理证实；③病变累及2个或2个以上的解剖部位，对激素或氨苯砜治疗有效。

2011年，中华医学会风湿病学分会推出的《复发性多软骨炎诊断和治疗指南》，依旧使用了1976年的McAdam诊断标准。

近年来，RP已越来越得到耳鼻喉科、眼科、呼吸科及风湿免疫科医生的关注，但由于其临床表现及首发症状各异，仍然会造成不同程度的误诊。因此，关于RP的早期诊断已引起各科临床专家的高度关注。结合文献作者认为，凡有以下特征者均应疑及此病，并应密切观察耳、眼、气管等表现：

（1）原因不明的单组脑神经损害，出现复视等症状者。

（2）原因未明的无菌性脑膜炎或脑膜脑炎，出现发热、头痛、抽搐症状，伴有进行性体重下降者。

（3）原因不明的颅内压增高者。

（4）试验性激素、免疫抑制剂、氨苯砜治疗有效者。

（5）化验检查Ⅱ型胶原抗体、软骨抗体、抗中性粒细胞抗体阳性及红细胞沉降率增加者。

5．鉴别诊断

在疾病早期，应与许多有临床相似表现的疾病进行鉴别：

（1）耳郭病变常为RP的首发症状，要与其他孤立的耳郭炎症鉴别，首先包括耳郭的急慢性感染，其次为外伤、冻伤、化学物的刺激、昆虫咬伤、日晒等。还应与软骨皮炎鉴别，该病耳轮周有小结节，病变也累及软骨的边缘，其起病是由于血管功能失调所致，病变可反复发作，与RP极相似。耳郭囊性软骨化与RP也相似，其在软骨的中心区有空洞性病损，但临床上呈无痛性，可伴有肿胀，常发生于耳郭上半部，局部有浆液性渗出。

（2）听力和前庭功能障碍为首发症状的RP要与脑基底动脉病变和脑卒中鉴别，尤其是突然发作的病例。合并角膜炎时要与Cogan综合征鉴别，后者多见于年轻人，偶见老人发病，常为突然开始于单侧或双侧的视物模糊、眼痛、流泪、眼睑痉挛、耳鸣、眩晕、恶心、呕吐、双侧进行性的耳聋、结膜充血及出血、角膜有斑状颗粒性浸润等。病变反复或交替侵犯双眼，但它一般没有软骨炎。

（3）以鼻软骨炎为首发症状的RP需与鼻慢性感染、韦格纳肉芽肿、先天性梅毒、致死性中线部位肉芽肿、淋巴瘤、结核等引起的肉芽肿鉴别，多次活检及病原菌的培养可有助鉴别。且RP主要为软骨的炎症，不侵犯软组织。

（4）眼炎

因本病眼征表现繁多，应注意病因的鉴别。如坏死性巩膜炎、角膜炎、关节炎、中耳炎伴听力及前庭功能损害的联合临床表现，在韦格纳肉芽肿及多动脉炎中也可发生。当 RP 同时累及眼、关节和心瓣膜、心肌时，应与类风湿关节炎、贝赫切特病、结节病及血清阴性脊柱关节病鉴别。

（5）气管支气管弥漫性狭窄变形

应与感染性肉芽肿病、硬结病、气管的外压性狭窄、结节病、肿瘤、慢性阻塞性肺疾病的剑鞘样支气管病、淀粉样变、先天性气管和支气管软化症等疾病鉴别，一般上述疾病经活组织检查可明确诊断。

（6）主动脉炎和主动脉病的病变

应与梅毒、马方综合征、Ehlers-Danlos 综合征、动脉粥样硬化鉴别。

（7）肋软骨炎病变

需与良性胸廓综合征鉴别，后者如特发性、外伤性肋软骨炎、Tietze 综合征、肋胸软骨炎、剑突软骨综合征等，上述这些疾病均无系统性临床表现，以资与 RP 鉴别。

（8）RP 关节病变

多种多样，以多个外周小关节受累的要与类风湿关节炎鉴别；以单个大关节受累的要与关节细菌感染、反应性关节炎等鉴别；以一过性游走性关节疼痛为主要表现的有时会被认为是伪病。RP 临床上可与结缔组织病合并存在，使诊断更加复杂。

6. 治疗

（1）药物治疗

1）非甾体抗炎药

可用吲哚美辛 25mg/d 或双氯芬酸钠 75 ～ 150 mg/d，或选用其他非甾体抗炎药。

2）糖皮质激素

糖皮质激素可抑制病变的急性发作，减少复发的频率及严重程度，用于较重的患者，开始剂量为：泼尼松 30 ～ 60 mg/d，分次或晨起一次口服。重度急性发作的病例如喉、气管及支气管、眼、内耳受累时，泼尼松的剂量可酌情增加，甚至行甲泼尼龙冲击治疗。临床症状好转后，泼尼松可逐渐减量。剂量在 15mg/d 以下时可维持 1 ～ 2 年。

3）免疫抑制剂

环磷酰胺 400 mg 静脉注射每周 1 次，或 200 mg 静脉注射每周 2 次。要根据患者的耐受程度调节剂量，病情稳定后减量。甲氨蝶呤 10 ～ 30 mg 每周 1 次口服或静脉注射。也可选用硫唑嘌呤等免疫抑制剂口服。近年有用来氟米特治疗本病者，但病例尚少。在使用免疫抑制剂时，应定期查血、尿常规，肝、肾功能以防止不良反应发生。

4）氨苯砜

氨苯砜在人体内可抑制补体的激活和淋巴细胞转化，也能抑制溶菌酶参与的软骨退行性变。氨苯砜平均剂量为 75 mg/d。剂量范围为 25 ～ 200 mg/d，开始从小剂量试用，以后逐渐加量，其疗效尚未得到肯定。因有蓄积作用，服药 6 d 需停药 1 d，持续约 6 个月。氨苯砜主要的不良反应为恶心、嗜睡、溶血性贫血、药物性肝炎及白细胞下降等。

5）生物制剂

抗 CD4 单克隆抗体是最早用于治疗 RP 的生物制剂，后来相继用肿瘤坏死因子拮抗剂英夫利西和依那西普治疗严重病例获成功。近来有报道经用上述 2 种肿瘤坏死因子拮抗剂无效者改用阿那白滞素可以有效控制患者病情。已报道生物制剂疗效肯定，但病例数尚少，有待进一步临床观察。

（2）手术治疗

对具有严重的会厌或会厌下梗阻而导致重度呼吸困难的患者，应立即行气管切开造瘘术，甚至需辅予合适的通气，以取得进一步药物治疗的机会。一般不选用气管插管，因可引起气道的突然闭塞死亡，如不可避免，要选择较细的插管。对于软骨炎所致的局限性气管狭窄可行外科手术切除，但对预后无明显改善。心瓣膜病变或因瓣膜功能不全引起的难治性心力衰竭时，可选用瓣膜修补术或瓣膜置换术。主动脉瘤也可手术切除。

（3）介入治疗

对于累及下呼吸道造成气管下端或支气管狭窄的 RP 患者需行介入治疗，即气管内植入金属支架，以保证呼吸道的通畅。对于急性期的 RP 患者气道内支架植入后应继续使用糖皮质激素或合并使用免疫抑制剂，否则支架植入后，随着病情反复发作，气道仍可发生再狭窄。对双肺多支气管软化、气管壁广泛损害已无法使用气管支架时，可采用呼吸机持续正压给氧等治疗。

7. 预后

RP 患者如能早期诊断，及时治疗，有可能延长患者的存活期，复发性多软骨炎的 5 年生存率及 10 年生存率。常见的死因是感染和心血管病，如系统性血管炎或血管瘤破裂。RP 的患者的预后较难判断。预后差的指标有：诊断时的患者年龄大、贫血、喉气管累及、鞍鼻畸形、呼吸道症状、显微镜下血尿等，伴有血管炎和对口服激素反应不好的患者预后更差。

（刘伟　文永霞　王伊龙）

延伸阅读

[1] McAdam LP，O'Hanlan MA，Bluestone R，et al. Relapsing polychondritis：prospective study of 23 patients and a review of the literature. Medicine（Baltimore），1976，55（3）：193-215.

[2] Damiani JM，Levine HL. Relapsing polychondritis report of ten cases. Laryngoscope，1979，89（6Pt1）：929-946.

[3] Michet CJ Jr，McKenna CH，Luthra HS，et al. Relapsing polychondritis. Survival and predictive role of early disease manifestations. Ann Intern Med，1986，104（1）：74-78.

[4] McAdam LP，O'Hanlan MA，Blueston R，et al. Relapsing polychondritis：Prospective study of 23 patients and a review of the literature. Medicine，1976，55（3）：193-125.

[5] 中华医学会风湿病学分会 . 复发性多软骨炎诊断和治疗指南 . 中华风湿病学杂志，2011，15（7）：481-483.

[6] Beata Sosada，Katarzyna Loza，Ewelina Bialo-Wojcicka. Relapsing polychondritis. Case Rep Dermatol Med，2014，2014，3：791951.

[7] Sharma A，Law AD，Bambery P. Relapsing polychondritis：Clinical presentations，disease activity and outcomes. Orphanet J Rare Dis，2014，20（9）：198.

[8] Peng SL，Rodriguez D. Abatacept in relapsing polychondritis. Ann Rheum Dis，2013，72：1427-1429. doi：10. 1136/annrheumdis-2013-203319.

[9] Wendling D, Godfrin-Valnet M, Prati C. Treatment of relapsing polychondritis with tocilizumab. J Rheumatol, 2013, 40: 1232.

[10] de Barros AP, Nakamura NA, Santana Tde F, et al. Infliximab in relapsing polychondritis. Rev Bras Reumatol, 2010, 50: 211-216.

[11] Arnaud L, Mathian A, Haroche J, et al. Pathogenesis of relapsing polychondritis: A 2013 update. Autoimmun Rev, 2014, 13: 90-95.

[12] Mathew SD, Battafarano DF, Morris MJ. Relapsing polychondritis in the department of defense population and review of the literature. Semin Arthritis Rheum, 2012, 42: 70-83.

[13] Ananthakrishna R, Goel R, Padhan P, et al. Relapsing polychondritis-case series from South India. Clin Rheumatol, 2009; 28: S7-S10.

[14] 王伊龙，张星虎，李军涛 . 复发性多软骨炎合并中枢神经系统损害（附一例报告及文献复习）. 中国神经免疫学和神经病学杂志，2005（12）5：167-168，172.

[15] Arnaud L, Devilliers H, Peng SL, et al. RPDAI study group. The relapsing polychondritis disease activity index: Development of a disease activity score for relapsing polychondritis. Autoimmun Rev, 2012, 12: 204-209.

[16] Sharma A, Gnanapandithan K, Sharma K, et al. Relapsing polychondritis: A review. Clin Rheumatol, 2013, 32: 1575-1583.

第 6 章　Lewis-Sumner 综合征

病例 6

【主诉】

男性，35 岁，右上肢麻木力弱 8 个月，左上肢麻木力弱 4 个月。

【现病史】

患者 8 个月前无明确诱因出现右上肢麻木、力弱，进展加重，逐渐出现持物不能，书写困难。未行系统诊治，4 个月前出现左上肢麻木力弱，当地医院以“颈椎病”治疗 2 个月，无明显疗效，近 1 个月出现双手肌肉萎缩，无头痛、头晕，无言语不清，无排尿排便障碍，双下肢运动如常。

【既往史、个人史及家族史】

既往体健，无饮酒史，否认家族类似症（病）史。

【神经系统专科查体】

精神智能状态：意识清楚，查体合作，言语流利。时间、空间定向力、计算力正常，理解判断力、近记忆力检查大致正常，情感反应正常。

脑神经

Ⅰ：未查。

Ⅱ：双眼视力、视野检查正常，眼底视盘边界清楚。

Ⅲ、Ⅳ、Ⅵ：上眼睑无下垂，双侧瞳孔等大等圆，直径为 3mm，直接间接对光反射灵敏，眼动充分，未引出眼震。

Ⅴ：双侧面部针刺觉对称，双侧角膜反射灵敏，下颌反射未引出。

Ⅶ：面纹对称，闭目有力。

Ⅷ：双耳听力检查大致正常。

Ⅸ、Ⅹ：悬雍垂居中，双侧软腭抬举力正常对称，咽反射存在。

Ⅺ：转颈、耸肩对称有力。

Ⅻ：伸舌居中，无舌肌萎缩、纤颤。

运动系统：双上肢肌力近端Ⅳ级，远端Ⅲ级，双侧鱼际肌萎缩，双上肢肌张力低下，双下肢肌力Ⅴ级，肌容积、肌张力正常。

共济运动：双侧指鼻、轮替试验欠稳准，跟膝胫实验正常，Romberg 征检查正常。

步态：大致正常。

反射：双上肢腱反射低下，双下肢腱反射正常，病理反射未引出。

感觉系统：双侧手掌及前臂针刺觉减退，音叉震动觉正常。

脑膜刺激征：阴性。

【辅助检查】

1. 实验室检查

脑脊液检查显示白细胞数 2/μl，蛋白含量正常，脑脊液 / 血抗 MAG、GM1、GQ1b、

GD1b 抗体检查，均为阴性。脑脊液 / 血清 Ho、Yo、Ri 抗体检查，血清及尿蛋白电泳检查及免疫学相关检查均未发现异常。

2. 颈部磁共振成像

颈神经根和臂丛神经增粗，注药后强化（图 6-1、6-2、6-3）。

3. 肌电图

患者电生理检查均符合 EFNS/ PNS 制定的“确定的”CIDP 电生理改变诊断标准：节段性神经传导检测，存在传导阻滞，可检测到波形离散。存在远端运动潜伏期延长及运动神经传导速度减慢。所检神经远端复合肌肉动作电位波幅均有下降，存在 F 波异常（波形未引出、出现率减低和潜伏期延长）；感觉神经传导速度减慢。

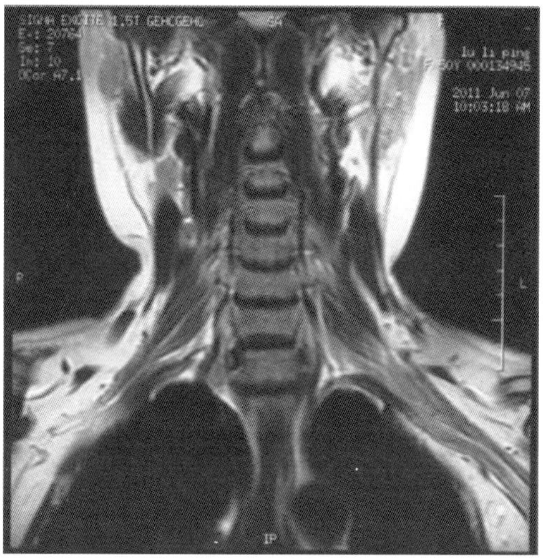

图 6-1 冠状位 **T1** 加权像，见双侧颈神经根增粗，呈长 **T1** 信号

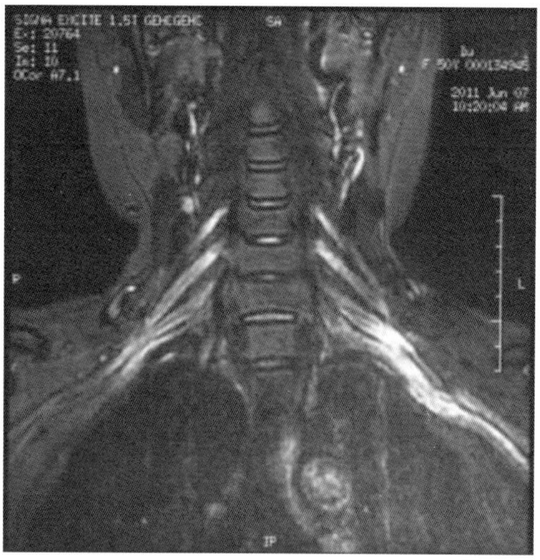

图 6-2 冠状位 **T1** 加权钆增强像，见双侧颈神经根增粗并强化

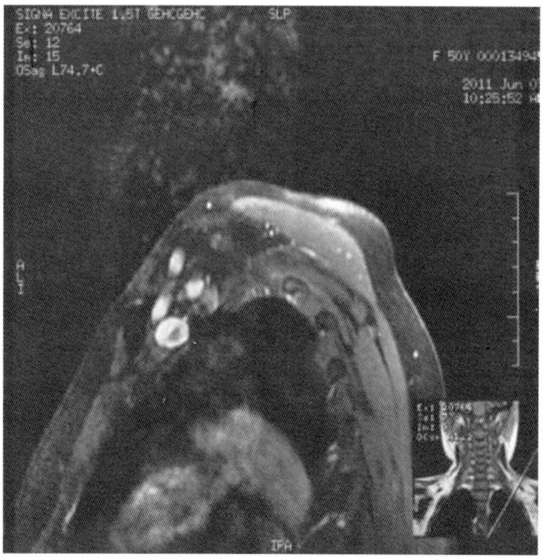

图 6-3 轴位 **T1** 加权增强扫描像，见右侧颈神经根增粗，明显强化

【诊疗经过】

患者入院后，根据病史体征及已有的辅助检查结果，拟诊免疫介导的周围神经病，行神经或神经 - 皮肤活检，存在髓鞘肿胀、脱髓鞘改变，神经内膜少许炎性细胞浸润（图 6-4），结合肌电图及脑脊液、磁共振成像结果，符合 Lewis-Sumner Syndrome（LSS）诊断标准，给予 IVIG 治疗 [0.4g/（kg・d），共 5 日]，患者症状缓解，出院时双上肢肌力 V⁻ 级，可正常工作生活，随访 2 年，症状平稳。

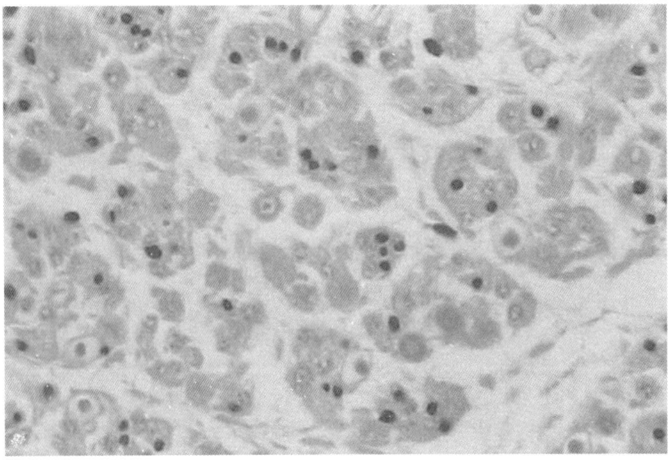

图 6-4　神经 - 皮肤活检可见部分周围神经髓鞘肿胀、脱髓鞘改变，神经内膜少许炎性细胞浸润

【讨论】

Lewis-Sumner 综合征（Lewis-Sumner syndrome，LSS），由 Lewis 等于 1982 年首先报道，Lewis 发现，在 1 组 40 例 CIDP 患者中，5 例患者表现为以上肢多灶性周围神经病变为主要表现的非对称性感觉运动神经病变，由此，Lewis 提出了多发性、持续性运动传导阻滞（conduction block，CB）的概念。1999 年被 Saperstein 等称为多灶性获得性脱髓鞘性感觉运动神经病（multifocal acquired demyelinating sensory and motor neuropathy，MADSAM）, 其曾用名还有伴传导阻滞的慢性多灶性神经病、激素反应性多灶性脱髓性神经病、多灶性炎症性脱髓鞘性神经病、运动感觉脱髓鞘性多发单神经病、多发性获得性脱髓鞘性感觉和运动神经病变以及运动和感觉神经脱髓鞘多发性单神经病，如此多的曾用名充分体现了 LSS 在免疫性神经病中的诊断存在很大难度。

本病病因不明，一般认为是一种免疫异常引起的周围神经病，有文献报道慢性丙型肝炎病毒感染继发 LSS，提示病毒感染可能与 LSS 发病有关。本病临床表现为慢性感觉运动性多发性单神经病，通常以单侧上肢起病，远端受累为主，呈多灶性、不对称分布，电生理学检查提示存在运动神经传导阻滞（conduction block，CB）。神经科的多种疾病均有神经传导阻滞的表现（表 6-1），LSS 与典型的慢性炎症性脱髓鞘性多发性神经根神经病（chronic inflammatory demyelinating polyneuropathy，CIDP）及多灶性运动神经病（multifocal motor neuropathy，MMN）有许多相似之处，但又有本身鲜明的特点，对免疫调节治疗的疗效也不尽相同，目前倾向于将其视为 CIDP 的一种不典型亚型。若要确立 LSS 为一种独立的疾病实体，则需要进一步提供二者存在不同的病理学机制的证据。

表 6-1 伴有神经传导阻滞表现的神经科疾病

炎症 / 免疫介导性疾病
吉兰 - 巴雷综合征（Guillain-Barre syndrome，GBS）
急性炎症性脱髓鞘性多发性神经病（acute inflammatory demyelinating polyneuropathy，AIDP）
急性运动性轴索神经病（acute motoraxonal neuropathy，AMAN）
慢性炎症性脱髓鞘性多发性神经病（chronic inflammatory demyelinating polyneuropathy，CIDP）
伴有持久性神经传导阻滞的多灶性脱髓鞘性多发性神经病（Lewis-Sumner syndrome，LSS/multifocal acquired demyelinating sensory and motor neuropathy，MADSAM） 多灶性运动神经病（multifocal motor neuropathy，MMN）
遗传性疾病
遗传性压力易感性周围神经病（hereditary neuropathy with liability to pressure palsies，HNPP）
外伤
急性压迫性神经病
中毒性疾病
白喉
河豚鱼毒素

1. 流行病学

本病患病率难以准确估计，Viala 与 David 报道其患病率分别为典型 CIDP 的 1/5 和 7% ～ 15%，最新英国流行病学数据显示 LSS 占 CIDP 的 15.2%。文献报道男性患者多见，平均发病年龄为 40 ～ 50 岁。

2. 临床表现

LSS 是一种免疫介导性周围神经病，临床表现为慢性感觉运动性多发性单神经病。患者一般隐袭起病，慢性进展，平均病程为 24 个月。约 50% 的 LSS 患者疾病进展多年后仍保持多灶性分布的特点，较起病之初无明显变化；另外 50% 以单肢起病的患者逐渐进展累及其余肢体，感觉症状分布趋于对称，但仍有显著不对称性的特点。有文献报道复发型的病例高达 66%，亦有文献报道进展型占 90%。

LSS 症状体征累及多条孤立的周围神经，呈现不对称性分布，通常以单侧上肢起病者多见，首发症状以感觉运动神经纤维受累多见，临床酷似嵌压综合征。约 1/3 的患者表现为纯感觉性症状：正中神经或尺神经分布区麻木及感觉异常，有文献报道感觉症状占首发症状的 50%。此后症状进展到下肢，部分病例进展累及对侧肢体。患者发病早期以四肢远端病变为主，随着疾病进展可出现不同程度近端肢体受累，但肢体无力仍以远端为著。颅神经可以受累，其中感觉运动症状、单纯运动症状、单纯感觉症状发病者分别约占三分之一。感觉、运动神经纤维受累的症状体征主要表现为肌无力、肌肉萎缩为主，可伴肢体麻木、疼痛，踏棉感。查体绝大多数存在针刺觉减退，音叉振动觉减退，即存在深浅感觉减退，肌束颤动，腱反射减低。颅神经受累以视神经、听神经、动眼神经、三叉神经、面神经等受累多见。

3. 辅助检查

（1）实验室检查

脑脊液蛋白正常或轻中度增高。多数文献报告 LSS 患者脑脊液蛋白多正常或仅轻度增高，Rajabally 等报告仅 42.9% 的患者脑脊液蛋白增高，平均为 59.0 mg/dl。脑脊液抗 MAG、GM1、GQ1b、GD1b 抗体检查，脑脊液 Ho、Yo、Ri 抗体检查，血清及尿蛋白电泳检查及免疫学相关检查一般无异常。

（2）影像学检查

MRI 影像：磁共振成像已经日益成为一种诊断免疫介导性周围神经病的有用工具，典型的影像学改变包括颈腰椎磁共振 T1、T2 像可见神经根、神经丛肥大增粗，增强扫描有强化。经 IVIG 及激素治疗后，神经根、神经丛肿胀消失，增强改变消失。这种影像学的动态变化，有助于 LSS 的诊断。

（3）电生理检查

电生理学检查：以持续存在的运动神经传导阻滞为显著特征，感觉神经动作电位波幅降低。CB 以上肢多见，即使在下肢受累为著的患者情况亦是如此。运动神经传导测定提示周围神经存在脱髓鞘性病变，在非嵌压部位出现传导阻滞或异常波形离散对诊断脱髓鞘病变更有价值。有研究发现 LSS 脱髓鞘改变呈局灶性或多灶性，累及运动神经中段，神经近端相对保留，电生理检查发现仅 22% 的患者仅存在近端传导阻滞，单独的 F 波异常少见。

文献报道 LSS 患者脱髓鞘改变相对避开神经末端，近端神经节段性脱髓鞘也相对少见，电生理学检查发现远端运动潜伏期延长或单独的 F 波异常并不常见。

神经电生理研究表明 CIDP 为弥漫的运动和感觉神经脱髓鞘，LSS 为灶性的脱髓鞘，累及运动及感觉神经，而 MMN 为灶性的脱髓鞘，仅累及运动神经。LSS 与 MMN 无远端脱髓鞘损害，主要表现在近端脱髓鞘，符合非弥漫性脱髓鞘的特点。且 LSS 与 MMN 的脱髓鞘程度无差异。三种疾病均存在继发性的轴索损害，严重程度与脱髓鞘程度相关，CIDP 最重。

（4）病理

LSS 病理检查多数文献报道感觉神经活检可见大直径有髓神经纤维的髓鞘变薄，呈斑片状脱髓鞘改变，以及与洋葱球样结构相似的改变；剥离单纤维后可见节段性脱髓鞘及髓鞘再生。亦有文献报道存在与经典 CIDP 不一致情况，神经或神经 - 皮肤活检无明显洋葱球样改变，部分神经可见髓球形成。洋葱球样结构是长期慢性脱髓鞘与髓鞘再生的结果，多见于经典型 CIDP 及腓骨肌萎缩症 1 型。与 MMN 相似，LSS 呈多灶性脱髓鞘改变，局部腓肠神经活检阳性检出率低，而 LSS 以 CB 为特征性电生理改变，研究认为 CB 的发生机制与郎飞结及结旁离子通道改变有关，而非均为脱髓鞘改变。

神经活体组织检查还可以除外血管炎性周围神经病和遗传性周围神经病。

4. 诊断

LSS 为排除性诊断。目前尚没有明确的 LSS 诊断标准，临床易误诊为 CIDP 或 MMN。又因其以单侧上肢起病多见，常累及正中神经及尺神经，容易误诊为嵌压性神经病；此外，并非所有患者均常规行节段性传导检测，尤其近端节段，难以发现传导阻滞的证据，增加了诊断的难度。

对于 MMN、LSS 和 CIDP 的关系，目前观点尚不完全一致，部分学者认为 CIDP 主要见于对称性的慢性脱髓鞘神经病，而 MMN 和 LSS 则主要见于非对称性或多灶性。LSS 与 CIDP 在实验室特点和药物反应上都极为相似，对激素和静脉滴注免疫球蛋白均敏感；MMN 静点免疫球蛋白有效，而对激素不敏感。而大多数学者认为 CIDP 存在各种类型，纯运动型（MMN）、感觉运动不对称型（MADSAM）、远端感觉障碍型（远端获得性脱髓鞘性感觉神经病）、近端感觉障碍型（慢性免疫型多发性感觉神经根病）等，LSS 是 CIDP 的一个亚型。《2010 年欧洲神经病学会联盟和周围神经病学会对 CIDP 诊治的联合建议》将 LSS 归入了不典型 CIDP，中国慢性炎性脱髓鞘性多发性神经根神经病诊疗指南将 LSS 归入了变异型 CIDP。

LSS 的诊断包括以下几点：

（1）慢性隐匿起病，临床表现多为不对称的末端肌肉萎缩、无力、感觉异常，呈慢性病程（71%）或复发缓解（29%）。Fujiyama 等报道，单纯由正中神经或尺神经支配区域麻木或感觉异常起病的占全部起病形式的 30%，由下肢远端不对称感觉运动缺失起病的约为 30%，肌萎缩占 50%，脑神经被累及者占 20%。

（2）神经电生理研究表明 Lewis-Sumner 综合征的患者普遍展示出局灶性外周神经脱髓鞘，如神经传导阻滞、波形离散，可有末端潜伏期延长、传导速度减慢及 F 波异常，但其传导速度并非普遍地减慢，而是呈现局灶性的特点。

（3）一般血清抗神经节苷脂抗体（GMI 抗体）阴性。

（4）其他支持性证据有：脑脊液蛋白含量升高，但无脑脊液细胞增多，组织学证据显示神经活检标本中有脱髓鞘和髓鞘再生，并经常伴有炎症。

（5）经免疫治疗可有改善，包括激素和免疫球蛋白（IVIG）均有效，但不同患者对不同药物的反应可有不同。

中国慢性炎性脱髓鞘性多发性神经根神经病诊疗指南对本病的诊断要点在于：①病程 ≥ 2 个月；②临床表现为不对称性感觉或感觉运动性神经病；③电生理学检查符合 2010 年欧洲神经病学联盟 / 周围神经学会（European Federation of Neurological Societies/Peripheral Nerve Society，EFNS/PNS）制定的 CIDP 诊断标准。

电生理学检查：运动神经传导测定提示周围神经存在脱髓鞘性病变，在非嵌压部位出现传导阻滞或异常波形离散对诊断脱髓鞘病变更有价值。通常选择一侧的正中神经、尺神经、胫神经和腓总神经进行测定。神经电生理检测结果必须与临床表现相一致。

电生理诊断标准为：

1）运动神经传导：至少要有 2 根神经均存在下述参数中的至少 1 项异常：①远端潜伏期较正常值上限延长 50% 以上；②运动神经传导速度较正常值下限下降 30% 以上；③ F 波潜伏期较正常值上限延长 20% 以上 [当远端复合肌肉动作电位（compound muscle action potential，CMAP）负相波波幅较正常值下限下降 20% 以上时，则要求 F 波潜伏期延长 50% 以上] 或无法引出 F 波；④运动神经部分传导阻滞：周围神经常规节段近端与远端比较，CMAP 负相波波幅下降 50% 以上；⑤异常波形离散：周围神经常规节段近端与远端比较 CAMP 负相波时限增宽 30% 以上。当 CMAP 负相波波幅不足正常值下限的 20% 时，检测传导阻滞的可靠性下降。

2）感觉神经传导：可以有感觉神经传导速度减慢和（或）波幅下降。

3）针电极肌电图：通常正常，继发轴索损害时可出现异常自发电位、运动单位电位时限增宽和波幅增高，以及运动单位丢失。

5. 鉴别诊断

（1）LSS 主要表现为四肢不对称的感觉运动周围神经病，临床类似多灶性运动神经病（multifocal motor neuropathy，MMN），MMN 是一种仅累及运动的不对称的 CIDP，GM1 抗体升高。虽有研究表明 GM1 抗体对 MMN 的特异性并非 100%。但 LSS 存在感觉损害的证据，一般无抗神经节苷脂 GM 抗体滴度升高，可与 MNN 相鉴别。

（2）LSS 脑脊液蛋白正常或轻中度增高；LSS 临床表现为非对称性分布、远端受累为主，可与 CIDP 相鉴别，但随着病情的发展，LSS 后期可呈现多发性周围神经病的表现，类似 CIDP。

（3）排除其他，如：①系统性血管炎；②单克隆丙种球蛋白病；③副肿瘤综合征；④感染性周围神经病；⑤遗传性神经病等疾病。

6. 治疗

（1）糖皮质激素

目前尚没有随机、双盲、安慰剂对照的临床试验进行 IVIG 与激素或安慰剂疗效比较的研究，但越来越多的证据表明 LSS 患者可以从 IVIG 和激素治疗中获益。Verschueren A 等认为 50% ～ 67% 的患者对免疫球蛋白治疗敏感，25% ～ 79% 的患者对激素治疗敏感。因此，目前公认免疫治疗作为 LSS 的标准治疗手段。10% ～ 20% 的患者对治疗无反应。Viala 等对 23 例 LSS 患者平均随访 4 年发现，26% 存在自发缓解稳定期，40% 需要长期依赖药物治疗控制症状，10% 对治疗无反应。

（2）IVIG

Benson H 等推荐 LSS 的一线治疗方案为 IVIG 2g/kg，分 3 ～ 5d 给药，每月 1 次，共 2 ～ 3 个月；IVIG 治疗无效的患者，激素作为二线用药，口服泼尼松 1mg/（kg・d），共 4 ～ 6 周，然后逐渐减量；预计 25% ～ 30% 的患者可以获益。

（3）血浆置换（plasma exchange，PE）

另有报告对 IVIG 和激素治疗无效的顽固性患者，血浆置换可以使病情得到戏剧性的改善。血浆置换能清除免疫复合物和相关抗体，以减轻周围神经炎性破坏作用。近半数 CIDP 患者对 PE 反应良好。PE 治疗 CIDP 起效快，治疗总量相当于个体全部血浆量，每次 40 ～ 50ml/kg，最初每周需 2 ～ 3 次，约 3 周出现疗效，起效后逐渐减少 PE 次数，多数患者的反应是暂时的，需要多次或定期进行 PE 治疗。在应用 IVIG 后 3 周内不建议进行 PE 治疗，以免影响 IVIG 疗效。有些学者建议将 PE 列为 LSS 的一线治疗，但因其操作较为复杂，且需要专用设备，故限制了 PE 的广泛应用。

（4）免疫抑制药

通常在其他治疗无效时给予免疫抑制剂治疗。

1）环磷酰胺

冲击治疗可予 400 毫克 / 次，每周 2 次，静脉点滴；或是 800 毫克 / 次，每周 1 次，静脉点滴；上述剂量连续使用 4 周后改口服，口服剂量为 1 ～ 2mg/（kg・d），累计总量至 10g。主要副作用是恶心、呕吐、贫血和脱发，必须监测血常规和肝功能，治疗初期隔日检查 1 次。

2）硫唑嘌呤

口服 3 ～ 4mg/（kg・d），最多不超过 300mg/d，2 ～ 3 个月起效，一般总剂量为 10g，若疗效不满意，累计总量可达 20g。

环孢素 A：

对某些 CIDP 患者有效，初始剂量为 10mg/（kg・d），后减为 5mg/（kg・d），可维持数年。为减少肾毒性可分 2 ～ 3 次 / 日口服。

（5）免疫调节剂

皮质类固醇、PE 或 IVIG 疗效不佳的 CIDP 患者可使用 α- 干扰素治疗。

（6）其他治疗

可以应用 B 族维生素营养神经治疗，如维生素 B_1、B_{12}、B_6 等；严重神经痛不能耐受者可以加用卡马西平、加巴喷丁、普瑞巴林等治疗；早期开始神经功能康复锻炼预防肌肉萎缩和关节挛缩。

7. 预后

关于本病的预后，多数治疗有效的患者需要长期用药以控制复发。由于本病并非致命性疾病，因此，已有文献对本病的预后做出报道，在 Viala 的研究中，50% 的患者预后良好，40% 的患者需长期服药治疗，10% 的患者对常规治疗无反应。

（刘伟　张培培　魏玉侦）

延伸阅读

[1] Lewis RA，Sumner AJ，Brown MJ，et al. Multifocal demyelinating neuropathy with persistent conduction block. Neurology，1982，32（9）：958-964.

[2] Saperstein DS，Katz JS，Amato AA，et al. Clinical spectrum of chronic acquired demyelinating polyneuropathies. Muscle Nerve，2001，24（3）：311.

[3] Viala K，Renié L，Maisonobe T，et al. Follow-up study and response to treatment in 23 patients with Lewis-Sumner syndrome. Brain，2004，127（Pt 9）：2010-2017.

[4] van den Bergh PY，Hadden RD，Bouche P，et al. European Federation of Neurological Societies，Peripheral Nerve Society. European Federation of Neurological Societies /Peripheral Nerve Society guideline on management of chronic inflammatory demyelinating polyradiculoneuropathy：Report of a joint task force of the European Federation of Neurological Societies and the Peripheral Nerve Society-first revision. Eur J Neurol，2010，17（3）：356-363.

[5] Sederholm BH. Treatment of chronicimmune-mediated neuropathies：Chronic inflammatory demyelinating polyradiculoneuropathy，multifocal motor neuropathy，and the Lewis-Sumner syndrome. Semin Neurol，2010，309（4）：443-456.

[6] Allen DC，Smallman CA，Mills KR. Multifocal acquired demyelinating sensory and motor neuropathy presenting as a peripheral nerve tumor. Muscle Nerve，2006，34（3）：373-379.

[7] Rajabally YA，Simpson BS，Beri S，et al. Epidemiologic variability of chronic inflammatory demyelinating polyneuropathy with different diagnostic criteria：Study of a UK population. Muscle Nerve，2009，39（4）：432-438.

[8] Rajabally YA，Chavada G. Lewis-Sumner syndrome of pure upper-limb onset：Diagnostic，prognostic，and therapeutic features. Muscle Nerve，2009，399（2）：206-220.

[9] Lo YL，Dan YF，Tan YE，et al. Motor root conduction block in the Lewis-Sumner syndrome. J Clin Neuromuscul Dis，2011，12（3）：158-162.

[10] Yang YW，Liu CH，Tsai CH，et al. Multifocal acquired demyelinating sensory and motor neuropathy：Report of a case and review of the literature. Acta Neurol Taiwan，2004，13（1）：24-28.

[11] 梁银杏，葛辉，廖松洁，等 . 遗传性运动感觉性周围神经病型的临床及电生理特点 . 中国神经精神疾病杂志，2010，36（4）：217-219.

[12] Ramchandren S，Lewis RA. Chronic neuropathies-chronic inflammatory demyelinating neuropathy and its variants. Front Neurol Neurosci，2009，26（6）：12-25.

[13] Attarian S，Verschueren A，Franques J，et al. Response to treatment in patients with Lewis-Sumner syndrome. Muscle Nerve，2011，44（2）：179-184.

[14] Park YE，Yook JW，Kim DS. A case of Lewis-Sumner syndrome showing dramatic improvement after plasma exchange. J Korean Med Sci，2010，25（7）：1101-1104.

[15] Saperstein DS，Amato AA，Wolfe GI，et al. Multifocal acquired demyelinating sensory and motor neuropathy：The Lewis-Sumner syndrome. Muscle Nerve，1999，22（5）：560-566.

[16] Verschueren A，Aznky JP. Lewis-Sumner syndrome and multifocal motor neuropathy . Muscle Nerve，2005，31（1）：88-94.

[17] Fujiyama J，Aita T，Itoh K，et al. Lewis-Sumner syndrome presenting unilateral quadriceps amyotrophy as an initial symptom. Rinsho Shinkeigaku，2000，40（11）：1126-1129.

[18] 周世梅，张在强 . Lewis-Sumner 综合征 6 例报告与文献复习 . 中国神经精神疾病杂志，2012，38（4）：234-238.

[19] 王焱烽，陈冰 . Lewis-Sumner 综合征 1 例报道 . 重庆医学，2011，40（7）：727-728

[20] 中华医学会神经病学分会神经肌肉病学组，中华医学会神经病学分会肌电图及临床神经电生理学组，中华医学会神经病学分会神经免疫学组 . 中国慢性炎性脱髓鞘性多发性神经根神经病诊疗指南 . 中国神经科杂志，2010，43（8）：586-588.

[21] Gibbels E，Behse F，Kentenich M，et al. Chronic multifocal neuropathy with persistent conduction block（Lewis-Sumner syndrome）. A clinic morphologic study of two further cases with review of the literature. Clinic Neuropathology，1993，12（6）：343-352.

[22] Liguori R，Rizzi R，Vetrugno R，et al. Steroid-responsive multifocal demyelinating neuropathy with central involvement. Muscle Nerve，1999，22（2）：262-265.

[23] van den Berg-Vos RM，van den Berg LH，Franssen H，et al. Multifocal inflammatory demyelinating neuropathy：A distinct clinical entity? Neurology，2000，54（1）：26-32.

[24] Oh SJ，Claussen GC，Kim DS. Motor and sensory demyelinating mono neuropathy multiplexes（multifocal motor and sensory demyelinating neuropathy）：A separate entity or a variant of chronic inflammatory demyelinating polyneuropathy? J Peripher Nerv Syst，1997，2（4）：362-369.

[25] Viala K，RenіéL，Maisonobe T，et al. Follow-up study and response to treatment in 23 patients with Lewis-Sumner syndrome. Brain，2004，127：2010-2017.

第7章　大动脉炎

病例7

【主诉】

女，27岁，间断头晕2年，左侧肢体无力言语不清2个月。

【现病史】

患者入院前2年出现头晕，多于劳累、情绪激动后发作，伴视物旋转、四肢无力，偶有恶心、呕吐，无意识障碍，无视物成双，无言语不清，无肢体抽搐，无排尿排便障碍。每次症状持续数十分钟，休息后可缓解，未行系统诊治。2个月前，无明显诱因出现左侧肢体无力，左手不能持物，站立不能，伴言语不清、饮水呛咳、吞咽困难。无头痛、头晕、肢体抽搐及排尿排便障碍，无肢体疼痛，无间歇性跛行。在外院诊断为脑梗死，给予抗血小板聚集等治疗，症状无明显改善。自发病以来，精神弱，体力差，饮食减少，睡眠正常。

【既往史、个人史及家族史】

否认高血压病、糖尿病史及其他特殊疾病史，否认慢性低热、进行性消瘦史。否认家族类似病史及其他遗传病史。

【神经系统专科查体】

精神智能状态：神志清楚，构音障碍，听理解正常，定向力、判断力、记忆力检查正常。查体合作。

脑神经

Ⅰ：未查。

Ⅱ：双眼视力、视野粗测正常，眼底视盘（视神经乳头）边界清楚。

Ⅲ、Ⅳ、Ⅵ：上眼睑无下垂，眼球无外凸及内陷，双侧瞳孔等大等圆，直径3mm，直接、间接对光反射灵敏，眼动充分，未引出眼震。

Ⅴ：双侧面部针刺觉对称存在，双侧角膜反射灵敏。

Ⅶ：左侧面纹浅。

Ⅷ：双耳听力粗测正常。

Ⅸ、Ⅹ：腭垂（悬雍垂）居中，双侧软腭抬举力正常对称，咽反射对称存在。

Ⅺ：转颈、耸肩对称有力。

Ⅻ：伸舌居中，无舌肌萎缩、纤颤。

运动系统：左侧肢体肌力Ⅲ级，右侧Ⅴ级。左侧肌张力高。

共济运动：左侧快速轮替、指鼻、跟膝胫试验欠稳准。

步态：不能完成。

反射：左侧腱反射活跃，病理反射阳性。

感觉系统：左侧面部、躯干及上下肢深浅感觉减退。

脑膜刺激征：阴性。

其他：双侧颈总动脉、双侧锁骨下动脉可闻及收缩期杂音。左臂血压115/75mmHg，右臂血压测不出。

【辅助检查】

1. 实验室检查

红细胞沉降率：60 mm/h。

2. 影像学检查

（1）颈部及四肢血管超声

双侧颈总动脉管壁增厚、狭窄伴血流量减少，右侧椎动脉血流量下降；双上肢动脉管壁不光滑，血流量减少；双侧足背动脉血流速度减慢，血流量减少（表 7-1，图 7-1）

表 7-1 患者血管超声检查结果

	最大血流速度（cm/s）		内径（cm）		血流量（ml/min）	
	左侧	右侧	左侧	右侧	左侧	右侧
颈总动脉	65	52	0.20	0.16	50	21
椎动脉	95	20	0.50	0.28	65	40
肱动脉	29	37	0.35	0.36	82	127
尺动脉	27	15	0.22	0.30	44	30
桡动脉	15	17	0.15	0.16	10	12
足背动脉	25	33	0.20	0.23	22	32

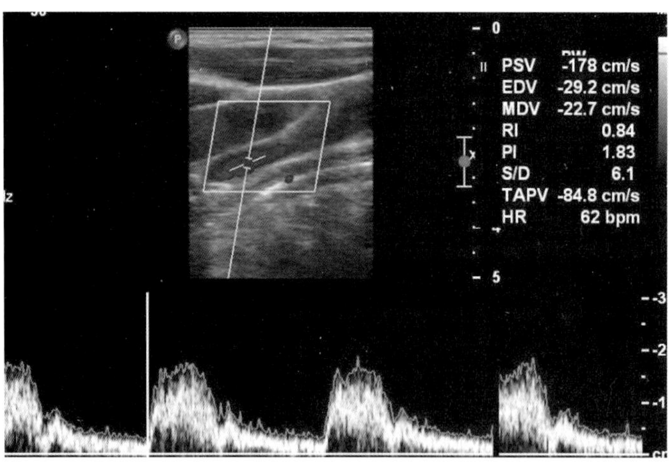

图 7-1 颈部血管彩超：双侧颈总动脉外管径偏窄，流速增快，远端流速尚可

（2）超声心动图

左室假腱索形成。

（3）MRI

右侧基底节区片状长 T1、长 T2 信号（图 7-2）。磁共振血管成像（MRA）：双侧颈总动脉闭塞，双侧锁骨下动脉狭窄或闭塞（图 7-3）。

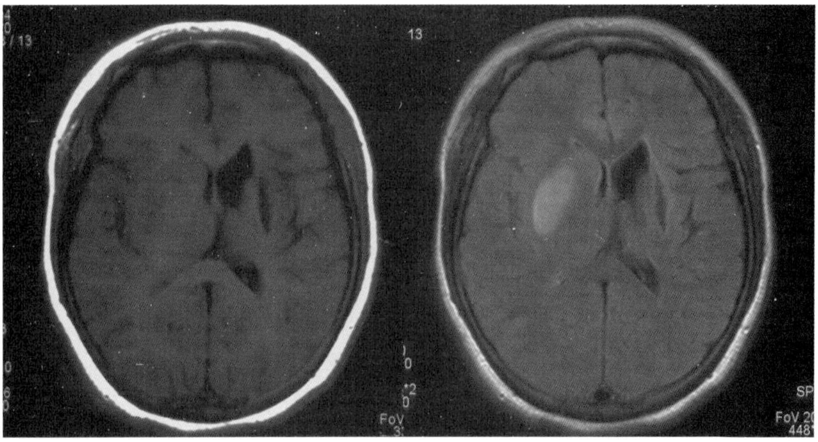

图 7-2　头 MRI 图像　A：T1 加权像：右侧基底节区片状长 T1 信号。右侧侧脑室受压。左侧基底节区片状长 T1 信号。B：右侧基底节区可见高信号，左侧基底节区可见低信号

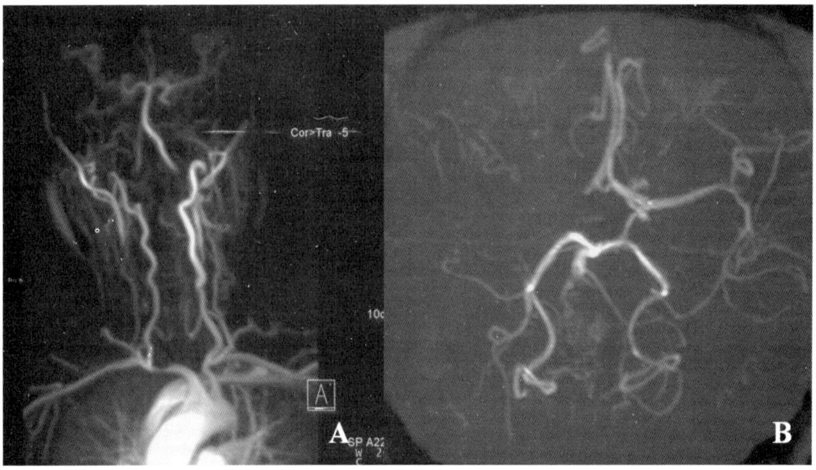

图 7-3　磁共振血管成像（MRA）　A：双侧颈总动脉闭塞，双侧锁骨下动脉狭窄；B：右侧大脑中动脉闭塞

（4）双下肢动脉螺旋 CT（CTA）：腹主动脉、双侧髂总动脉、双侧髂内动脉、双侧髂外动脉、右侧腘动脉节段性未见显影（图 7-4）。

【诊疗经过】

患者青年女性，缺血性脑卒中样起病，右侧血压测不出，颈部及四肢血管超声、MRA 四肢血管超声检查发现颅内、四肢多发大动脉狭窄，红细胞沉降率增加，结合患者临床表现及各项辅助检查结果，依据美国风湿学会 1990 年提出的大动脉炎诊断标准，符合大动脉炎的诊断。入院后给予口服阿司匹林，改善微循环及神经营养治疗；并给予地塞米松 20mg 静脉点滴 2 周，患者一般状况平稳，红细胞沉降率复查为：14mm/h。

【讨论】

大动脉炎（Takayasu arteritis，TA）也称为大动脉炎综合征或闭塞性血栓性动脉炎，是

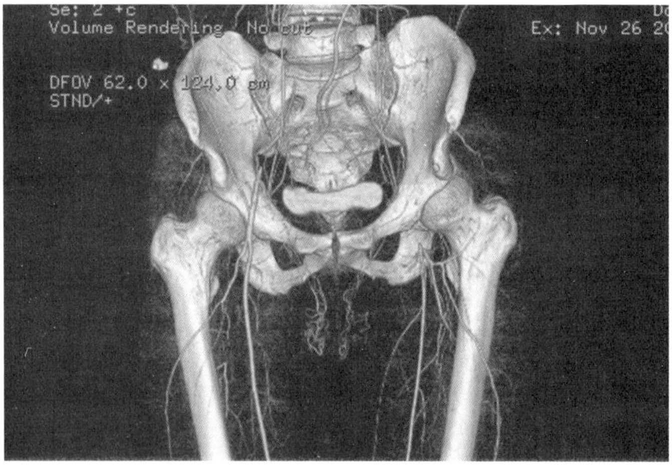

图 7-4　双下肢 CTA　腹主动脉、双侧髂总动脉、双侧髂内动脉、双侧髂外动脉、右侧腘动脉节段性未见显影，闭塞可能性大

一种主要累及主动脉及其分支的慢性动脉炎。患者多为 20 ～ 30 岁之间的女性。本病多发生于日本、东南亚、印度和墨西哥。

1905 年，日本 Kanazawa 大学眼科学教授 Takayasu 首先报道了一例具有典型视网膜病变的 21 岁女性患者。同一年，Onishi 和 Kagosha 分别报道了伴随桡动脉搏动减弱的类似患者。1920 年，第一例病理解剖揭示了大动脉炎的基础病理改变。1962 年我国学者黄宛和刘力生基于对该病仔细的临床观察，并结合血管造影和尸检病理，认识到该病的病理特征是主动脉及其主要分支的狭窄或闭塞病变，首先在国际上提出“缩窄性大动脉炎”这一概念，后发现受累部位动脉除了狭窄外，少数也可呈扩张性或动脉瘤样改变，故统称为大动脉炎。

1. 病因流行病学

大动脉炎的病因尚不清楚。其病因可能与自身免疫因素、内分泌失常及遗传因素有关。

本病可能涉及特定遗传背景下的自身免疫异常，根据对该病的家族史和发病人群的遗传学相关性研究推测，TA 的发病原因是由遗传和环境因素相互作用的结果。其中 TA 与人类白细胞抗原（HLA）基因的相关性是目前的研究热点。HLA 的某些等位基因与某些人群中大动脉炎的相关性研究，如 HLA-B39、HLA-B52 与日本、韩国、印度等国家大动脉炎疾病的相关性研究，证实了大动脉炎发病机制中某些遗传因素可能起重要作用。不同人群 TA 患者等位基因序列分析显示高度异质性，中国汉族 TA 患者基因检测发现 HLA-DR4、DR7、DRB4 基因频率显著增加。TA30 岁以前发病者约占 90%，40 岁以后很少发病，男女比例为 1∶(4 ～ 9)，本病起病年龄大都在青春期，即内分泌不平衡最显著时期，有实验表明患大动脉炎的女性患者尿中的雌激素在卵泡期较正常对照有高分泌现象。提示性激素在 TA 发病中可能发挥着重要作用。自身免疫学说认为多发性大动脉炎的发病与链球菌、结核分枝杆菌、病毒等感染后产生变态反应有关。

TA 主要散发于我国及东南亚，在西方人群中也有发病，是一种全球性疾病。该病比较罕见，尚无患病率的流行病学研究报告。

2. 病理

在本病的慢性阶段，由于动脉壁的纤维化，主动脉壁逐渐增厚，在多个区域，出现分布不均的管腔狭窄，在疾病的急性进展期，血管内膜呈现“树皮样突起”，这种表现与其他动脉炎相同。大动脉炎可以被分为两个病理阶段：急性红色炎症期和纤维增生期。在急性期，血管外膜呈现炎症反应，血管壁中层被淋巴细胞、巨噬细胞浸润，并有新血管形成。血管内膜在黏多糖、平滑肌细胞和纤维母细胞的作用下增厚。在慢性期，出现弹性组织被破坏后的纤维化过程。

3. 临床表现

大动脉炎典型的临床表现包括：脉搏减弱或无脉，发生率为 84% ~ 96%；主要出现在颈总动脉、锁骨下动脉和腹主动脉的血管杂音，发生率为 80% ~ 94%；继发于肾动脉硬化的高血压，发生率为 33% ~ 83%；特异性眼底改变，发生率超过 37%；升主动脉扩张导致的主动脉瓣反流；扩张型心肌病、主动脉瓣反流和高血压导致的充血性心力衰竭；继发于高血压或缺血过程的神经病学表现，如位置性眩晕、痫性发作和黑朦；其他症状包括呼吸困难、头痛、颈动脉痛、心肌梗死、胸壁疼痛和结节性红斑。

4. 辅助检查

（1）血液系统检查

TA 病变活动期。患者的红细胞沉降率（erythrocyte sedimentation rate，ESR）大多增加、C-反应蛋白（C-reactive protein，CRP）呈阳性、白细胞轻度增高。临床上常用 ESR 来判断疾病的活动性。

1）急性期反应蛋白

一些急性期反应蛋白的浓度随着 TA 的严重程度和累及范围发生显著变化，有可能成为大动脉炎活动性的监测指标。Ma 等应用比较蛋白质组学分析了一组急性期反应蛋白，包括血清淀粉样蛋白 A（SAA）、纤维蛋白原、补体 C4 结合蛋白（C4BP）、C 反应蛋白（CRP）、淀粉样蛋白 P、触珠蛋白、α- 酸性糖蛋白、转甲状腺素蛋白、α1- 微球蛋白、补体片段 C3c 和 C4a，发现活动期 TA 患者血浆中 SAA、C4BP 水平显著高于非活动期和健康人，但其他几种急性期反应蛋白在 TA 活动期未见明显升高。新近发现的正五聚蛋白 -3（PTX-3）和 CRP、SAA 同属五聚体蛋白，亦属于急性期反应蛋白。Ishihara 等发现，用 PTX-3 来判断 TA 的活动性比高敏 C 反应蛋白（hs-CRP）更加敏感（82.6% *vs.* 65.2%），即使在 hs-CRP 阴性患者中，PTX-3 的敏感度和特异度分别可达到 75.0% 和 76.5%。

2）趋化因子和细胞因子

单核细胞趋化蛋白 -1（MCP-1）和人类 T 细胞激活和分泌调节因子（hRANTES）是对单核细胞具有强化学诱导效能的趋化因子。Dhawan 等的研究发现，MCP-1 和 hRANTES 在 TA 患者中的表达明显高于健康对照组，并且在 TA 活动期的表达更高。另有研究表明，一些细胞因子如 TNF-α、IL-18 和 IL-6，在 TA 患者，尤其活动期患者的血清中显著升高，并与疾病活动性有关。

3）抗内皮细胞抗体

已有研究表明抗内皮细胞抗体（AECA）诱导的细胞毒性反应在 TA 血管结构和功能的破坏中起重要作用。最近，Park 等研究了该指标在 TA 患者中的表达及在 TA 活动期的变化，发现 AECA-IgM 和 AECA-IgG 在 TA 患者中的表达明显高于健康对照组，AECA-IgM 在 TA 活动期的表达更高，且和 ESR 的水平存在很强的正相关。因此，推测其有可能作为 TA 活动期的预测指标。

（2）影像学检查

1）血管彩色超声检查

可用于测定病变动脉近、远端的血流及波形，还可测定肢体的动脉压力，了解动脉狭窄及阻塞程度。血管彩色超声检查在临床上因其方便实用而应用广泛，是筛查 TA 的首选检查。

2）CT 血管成像（computed tomography angiography，CTA）和磁共振成像（magnetic resonance imaging，MRI）

CTA 由于可以显示部分受累血管的病变，发现管壁强化和环状低密度影，从而提示是否为病变活动期，因而得到了广泛应用，逐渐成为 TA 诊断和随访的首选检查。MRI 能清晰地显示动脉的形态、结构，还能在造影发现狭窄前就显示出受累血管壁增厚及周围水肿情况，而这些改变与 ESR、CRP 的水平呈正相关。因此。MRI 对动脉内膜和管壁的早期病变的参考价值较大。

3）数字减影血管造影（digital subtraction angiography，DSA）

DSA 是目前诊断 TA 的金标准。可以详细了解病变部位、范围及程度，以及侧支形成情况，为手术和介入治疗提供最有价值的影像学依据。本法优点为操作较简便，反差分辨率高，对低反差区域病变也显示。对头颅部动脉、颈动脉、胸腹主动脉、肾动脉、四肢动脉、肺动脉、心腔等均可进行此项检查。缺点是对脏器内小动脉，如肾内小动脉分支显示不清。

4）^{18}F-FDG-PET

^{18}F-FDG-PET 通过细胞对氟脱氧葡萄糖（ FDG）的摄取能力来反映组织的代谢状态。在 TA 患者中，动脉壁内聚集的炎性细胞大量摄取 FDG，扫描时可发现病变的位置并估计炎症的活动强度。Webb 等研究表明，^{18}F-FDG-PET 评估 TA 活动性的敏感度和特异度可高达 92%、100%。另有研究发现主动脉炎性病灶对 FDG 的摄取量随着免疫抑制治疗而进行性下降甚至消失。也有研究发现，虽然 TA 患者使用药物治疗后临床症状已稳定，ESR 和 CRP 已恢复正常，但仍有一部分患者表现为动脉壁持续摄取 FDG。这些研究提示 ^{18}F-FDG-PET 可能比血清学指标监测 TA 的活动性更为敏感。

5. 诊断

TA 的诊断历经变迁，目前国际上主流的诊断标准主要包括以下几个：

（1）1990 年美国风湿学会制定的大动脉炎的 6 项诊断标准

1）发病年龄≤ 40 岁：40 岁前出现症状或体征；

2）肢体间歇性运动障碍：活动时 1 个或多个肢体出现逐渐加重的乏力和肌肉不适，尤以上肢明显；

3）肱动脉搏动减弱：一侧或双侧肱动脉搏动减弱；

4）血压差＞ 10mmHg，双侧上肢收缩压差＞ 10mmHg；

5）锁骨下动脉或主动脉杂音：一侧或双侧锁骨下动脉或腹主动脉闻及杂音；

6）血管造影异常：主动脉一级分支或上、下肢近端的大动脉狭窄或闭塞，病变常为局灶或节段性。且不是由动脉硬化、纤维肌发育不良或类似原因引起。

此诊断标准的敏感性和特异性分别是 90.5% 和 97.8%。具备其中三条的患者即可确诊。实际上，有更多的患者处于一种被称为“无脉前期”的状态，其主要表现为：疲劳，食欲缺乏，关节痛，肌肉痛，体重减轻，低热和红细胞沉降率增加。这个时期可以持续数月或数年，直到典型的“无脉期”出现。在无脉前期，通常不能发现动脉杂音或其他动脉闭塞的证据，所以对早期大动脉炎进行诊断，存在一定难度。

（2）1995 年 Ishikawa 修订的大动脉炎诊断标准

主要诊断标准：

1）左锁骨下动脉中段病变，血管造影显示左椎动脉出口 1 ～ 3 cm 处严重狭窄和闭塞；

2）右锁骨下动脉中段病变，血管造影显示距右椎动脉出口 3cm 处严重狭窄和闭塞；

3）TA 特征性症状体征（持续至少 1 个月），肢体跛行，无脉，两侧肢体脉搏搏动不均一，血压测不到或双侧肢体收缩压相差＞ 10 mmHg，发热，颈痛，一过性黑朦，视物模糊，晕厥，心悸，呼吸困难。

次要诊断标准：

1）红细胞沉降率增加，不明原因的红细胞沉降率＞ 20 mm/ h；

2）单侧或双侧颈动脉触痛，不包括颈肌触痛；

3）高血压，年龄＜ 40 岁，持续上肢血压＞ 140/90mmHg ，下肢血压＞ 160/90mmHg；

4）主动脉反流或环主动脉扩张，听诊或多普勒超声或血管造影证实；

5）肺动脉病变，血管造影或灌注闪烁法证实叶间动脉、段动脉或同级动脉闭塞；肺动脉干或单侧或双侧肺动脉狭窄、动脉瘤，动脉腔不规则；

6）左颈总动脉中段病变，左颈总动脉 2 ～ 5cm 处严重狭窄或闭塞；

7）头臂干动脉病变，头臂干动脉严重狭窄或闭塞；

8）降主动脉病变，动脉狭窄、扩张、动脉瘤、管腔不规则（除外单纯血管皱折）；

9）腹主动脉病变，腹主动脉和（或）髂总动脉狭窄、扩张、动脉瘤、管腔不规则；

10）冠状动脉病变，＜ 30 岁存在高危因素如高脂血症或糖尿病。

该标准去除年龄，把典型的临床症状和体征至少持续 1 个月以上作为主要诊断标准。具备以下任何 1 项条件可诊断 TA：2 项主要诊断标准；或 1 项主要诊断标准 +2 项次要诊断标准；或 4 项以上次要诊断标准。

（3）中华医学会风湿病学分会 2011 年公布的《大动脉炎诊断及治疗指南》参照了 1990 年美国风湿学会制定的大动脉炎诊断标准，并提出 40 岁以下女性，具有下列表现 1 项以上者，应怀疑本病：

1）单侧或双侧肢体出现缺血症状，表现为动脉搏动减弱或消失，血压降低或测不出；

2）脑动脉缺血症状，表现为单侧或双侧颈动脉搏动减弱或消失，以及颈部血管杂音；

3）近期出现的高血压或顽固性高血压，伴有上腹部Ⅱ级以上高调血管杂音；

4）不明原因低热，闻及背部脊柱两侧或胸骨旁、脐旁等部位或肾区的血管杂音，脉搏有异常改变者；

5）无脉及有眼底病变者。

6. 分型

Lupi-Herrera 等人于 1977 年提出了以血管造影结果为依据的大动脉炎分型法，在 1994 年，新的分型法取而代之，这类分型法有助于制订外科手术计划，但对预后评价没有帮助。依据血管造影结果，大动脉炎可分为以下几个亚型：

Ⅰ型：主动脉弓分支受累。

Ⅱa 型：升主动脉、主动脉弓及其分支受累。

Ⅱb 型：升主动脉、主动脉弓及其分支、胸廓内降主动脉受累。

Ⅲ型：胸廓内降主动脉、腹主动脉和（或）肾动脉受累。

Ⅳ型：腹主动脉和（或）肾动脉受累。

Ⅴ型：Ⅱb 型和Ⅳ型的混合型。

Ishikawa 确立的分型法以患者的自然病程和相应的并发症为基础，大动脉炎最主要的并发症是：特征性视网膜改变、继发性高血压、主动脉瓣反流和动脉瘤形成。在诊断时，每种并发症被分为轻、中、重三级。根据 Ishikawa 分型法，大动脉炎分为以下几个亚型：

Ⅰ型：原发病和（或）肺动脉受累。

Ⅱa 型：原发病合并轻度或中度的单个并发症。

Ⅱb 型：原发病合并重度的单个并发症。

Ⅲ型：原发病合并两个以上并发症。

很明显，Ishikawa 分型法更侧重于疾病的临床表现和预后评价。

7．治疗

（1）糖皮质激素

大动脉炎的内科治疗以糖皮质激素为主，1985 年美国的一项 25 例大动脉炎治疗观察表明，糖皮质激素可以有效地降低 ESR 及减轻炎症反应。目前被普遍接受的观点是：约半数的患者在糖皮质激素治疗中获益。中华医学会风湿病学分会 2011 年《大动脉炎诊断及治疗指南》认为激素活动期 TA 仍是主要的治疗药物，及时用药可有效改善症状，缓解病情。一般口服泼尼松每日 1mg/kg，维持 3 ～ 4 周后逐渐减量，每 10 ～ 15 天减总量的 5% ～ 10%，通常以 ESR 和 C 反应蛋白下降趋于正常为减量的指标，剂量减至每日 5 ～ 10mg 时，应长期维持一段时间。活动性重症者可试用大剂量甲泼尼龙静脉冲击治疗。但要注意激素引起的库欣综合征、感染、高血压、糖尿病、精神症状和胃肠道出血等不良反应，长期使用要防止骨质疏松发生。部分患者在治疗过程中减量或停药时可能会出现病情的复发。另有一些患者虽然病情得到控制并且逐渐稳定，但机体依然受到潜在血管损伤的影响，并且损伤范围逐渐扩大。所以为了更好地控制病情，同时也可以减少大剂量服用激素所导致的不良反应，部分患者需联合应用免疫抑制剂治疗。

（2）免疫抑制剂

免疫抑制剂联合糖皮质激素能增强疗效。常用的免疫抑制剂为环磷酰胺、甲氨蝶呤和硫唑嘌呤等。在 Kerr 等人进行的研究中，对于糖皮质激素治疗无效的患者，应用环磷酰胺、硫唑嘌呤或甲氨蝶呤，将近 1/3 的患者可以减轻症状。由于没有证据表明任何一种免疫抑制剂的作用优于其他品种，所以药物本身的副作用是决定药物取舍的主要因素。

甲氨蝶呤是治疗该病最常用的细胞毒药物，推荐起始剂量为每周 0.3mg/kg，最大维持剂量为每周 25mg，临床研究表明甲氨蝶呤可提高对激素治疗不敏感患者的缓解率。

环磷酰胺的使用方法为每日 2mg/kg，口服或冲击治疗，每 3 ～ 4 周 0.5 ～ 1.0mg/m^2，等到病情稳定后逐渐减少使用剂量。病情稳定后逐渐减量。

有报道使用环孢素 A、霉酚酸酯、来氟米特等治疗有效。在免疫抑制剂使用中应注意查血、尿常规和肝功能、肾功能，以监测不良反应的发生。

（3）生物制剂

近年来有报道使用抗肿瘤坏死因子（TNF）拮抗剂可使大动脉炎患者症状改善、炎症指标好转，但缺乏大样本的临床验证资料。TNF-α 单克隆抗体及 TNF 受体 - 抗体融合蛋白均可试用。美国国立卫生研究院的一项研究中，7% 的患者经糖皮质激素和免疫抑制剂联合治疗病情仍有进展，对此类患者，可试用单抗类肿瘤坏死因子拮抗剂。近年来陆续有报道使用白细胞介素 - 6 受体（IL-6R）、单克隆抗体塔西单抗（Tocilizumab，TCZ）治疗难治性 TA 取得较满意疗效，可以有效缓解临床症状和快速降低急性期蛋白如CRP、血清淀粉样蛋白A（serum amyloid，SAA）。

（4）对症治疗

大动脉炎的继发性高血压较难控制，在糖皮质激素治疗过程中，这一问题尤为突出。在密切监测血压变化的同时，血管紧张素转化酶抑制药可以提供帮助。其他对症支持治疗包括：扩张血管、改善微循环等，扩张血管及改善微循环药物如阿司匹林、双嘧达莫（潘生丁）使血液黏稠度下降，红细胞聚集减低，凝血时间延长，保护血管，改善动脉功能，有利于大动脉炎的恢复。

（5）外科治疗

TA的外科治疗指征包括：严重的肾动脉狭窄，影响日常生活的间歇性跛行，脑梗死或3条以上脑血管的严重硬化，中度的主动脉瓣反流，心肌梗死等。通常情况下，外科手术应在疾病稳定期实施，其目的在于避免再狭窄、血栓形成、出血以及感染等并发症。

多发性大动脉炎的手术治疗大部分为血管旁路手术。Weaver等报道了多发性大动脉炎患者肾动脉狭窄的治疗情况，27例（32处）行血管旁路移植术，无手术死亡病例，其中12处使用人工血管，20处使用自体血管，5年通畅率为79%；术前患者平均血压为（167±99）mmHg（10mmHg=1.33kPa），术后血压下降至（132±79）mmHg。Liang等报道，31处旁路血管有11处在随访中出现再狭窄或闭塞，随访时间为1日～168个月（中位数11个月）。在Maksimowicz-McKinnon等的研究中，17例（共44处）接受血管旁路移植术，随访时间为4个月～10年（中位数3年），36%的旁路血管出现再狭窄或栓塞。由此可见，血管旁路移植术的远期再狭窄率相对较低，是一种较为有效的治疗方法。

（6）介入治疗

血管内介入治疗为大动脉（TA）提供了一种微创的疗效可靠的治疗手段。PTA的主要适应证为：①静止期TA患者血管狭窄大于50%；②合并有明显血流动力学意义的血管狭窄性病变，尤其是临床合并有高血压的肾动脉狭窄和主动脉狭窄等；③TA旁路术后吻合口狭窄或移植血管狭窄等。血管内支架置入术的主要适应证为：①经皮球囊扩张血管成形术（PTA）后残余狭窄大于30%者；②血管狭窄或阻塞经PTA术后瘤样扩张以及旋切或激光再通术后内膜撕裂或夹层瘤形成等；③血管狭窄性病变较局限且可避免重要血管分支因支架置入而闭塞者，狭窄长度小于7cm者疗效较佳。位于头颈部者，需行狭窄远端置滤器拦截，以防血栓脱落致颅内动脉栓塞。

8. 预后及随访

本病为慢性进行性血管病变，如病情稳定，预后好。预后主要取决于高血压的程度及脑供血情况，早期糖皮质激素联合免疫抑制剂积极治疗可改善预后。其并发症有脑出血、脑梗死、心力衰竭、肾衰竭、心肌梗死、主动脉瓣关闭不全、失明等。TA的预后与并发症密切相关，动脉瘤破裂死亡占0.9%，所以积极预防并发症也是改善患者预后的重要措施。对于TA患者，儿童期起病者最终病死率可达35%，而综合病死率可达15%。死亡原因主要为脑出血、肾衰竭。

大动脉炎是一种系统性血管疾病，它可以造成多个器官缺血。因此，长期的随访对于患者十分必要。这就对影像学技术提出了更高的要求，在多种新技术中，无创检查法更易为人们接受。多普勒扫描可以较为容易地检查脑血管并评价管壁的厚度。Schmidt等的研究表明：对于具有不典型临床综合征或实验室检验结果的青年女性，多普勒扫描可以有效地发现早期的大动脉炎。磁共振血管成像（magnetic resonance angiography，MRA）也被用来研究大血管炎，它可以提供血管壁的厚度以及管腔结构的清晰图像。在今后的研究中 MRA 将得到越来越广泛的应用。

（刘伟　张娜）

延伸阅读

[1] Numano F，Okawara M，Inomata H，et al. Takayasu's arteritis. Lancet，2000，356：1023-1025.

[2] Takayasu M. A case with peculiar changes of the retinal central vessels. Acta of the Opthalmic Society of Japan，1908，12：554-555.

[3] Numano F，Kakuta T. Takayasu arteritis-five doctors in the history of Takayasu arteritis. Int J Cardiol，1996，54（Suppl）：S1-S10.

[4] Gravanis MB. Giant cell arteritis and Takayasu aortitis：Morphologic，pathogenetic and etiologic factors. Int J Cardiol，2000，75（Suppl 1）：S21-S33.

[5] Michel BA，Arend WP，Hunder GG. Clinical differentiation between giant cell（temporal）arteritis and Takayasu's arteritis. J Rheumatol，1996，23：106-111.

[6] Subramanyan R，Joy J，Balakrishnan KG. Natural history of aortoarteritis（Takayasu's disease）. Circulation，1989，80：429-437.

[7] Kerr GS，Hallahan CW，Giordano J，et al. Takayasu arteritis. Ann Intern Med，1994，120：919-929.

[8] Jain S，Sharma N，Singh S，et al. Takayasu arteritis in children and young Indians. Int J Cardiol，2000，75（Suppl 1）：S153-S157.

[9] Arend WP，Michel BA，Bloch DA，et al. The American College of Rheumatology 1990 criteria for the classification of Takayasu arteritis. Arthritis Rheum，1990，33：1129-1134.

[10] Strachan RW. The natural history of Takayasu's arteriopathy. QJ Med，1964，33：57-69.

[11] Moriwaki R，Noda M，Yajima M，et al. Clinical manifestations of Takayasu arteritis in India and Japan—new classification of angiographic findings. Angiology，1997，48：369-379.

[12] Hall S，Barr W，Lie JT，et al. Takayasu arteritis. A study of 32 North American patients. Medicine，1985，64：89-99.

[13] Lagneau P，Baptiste Michel J. Surgical treatment of Takayasu's disease. Ann Surg，1987，205：157-166.

[14] Schmidt WA，Nerenheim A，Seipelt E，et al. Diagnosis of early Takayasu arteritis with sonography. Rheumatology（Oxford），2002，41：496-502.

[15] Atalay MK，Bluemke DA. Magnetic resonance imaging of large vessel vasculitis. Curr Opin Rheumatol，2001，13：41-47.

[16] 董徽，蒋雄京．大动脉炎的诊断和治疗．临床药物治疗杂志，2012，1（10）：34-40.

[17] 郭振英，孙文勇，刘震杰．大动脉炎的发病机制．中华风湿病学杂志，2012，10，（16）：707-710.

[18] 曾彩虹，陈惠萍．大动脉炎的诊断．肾病与透析肾移植杂志，2002，5（11）：475-479.

[19] 中华医学会风湿病学分会．大动脉炎诊断及治疗指南．中华风湿病学杂志，2011，2，（15）：119-120.

[20] Webb M，Chambers A，Al-Nahhas A，et al. The role of F-18FDG PET in characterizing disease activity in

Takayasu's arteritis. Eur J Nucl Med Mol Imaging, 2004, 31: 627-634.
[21] Iwabu M, Yamamoto Y, Dobashi H, et al. F-18 FDG PET findings of Takayasu arteritis before and after immunosuppressive therapy. Clin Nucl Med, 2008, 33: 872-873.

第 8 章　脑腱黄瘤病

病例 8

【主诉】

女性，36 岁，发现白内障 29 年，双下肢无力伴双足跟肿物 9 年。

【现病史】

患者生长发育史无明显异常，自幼发现双侧足弓高，7 岁时出现走路不稳，不能跑步，伴全身消瘦，双眼视物模糊，当地医院诊断为白内障，于 16 岁行双眼白内障手术。13 岁出现反应迟钝，逐渐加重。9 年前出现言语不流利，双下肢活动无力，但可以独立行走，发现双侧跟腱部出现肿物，质硬，无疼痛，逐渐变大。4 年前头部开始出现不自主左右晃动，睡觉时明显。2 年前夜间睡眠时频繁咳嗽。1 年前双下肢无力及走路不稳显著加重，不能独立行走和站立。

【既往史、个人史及家族史】

自 2009 年开始多次出现右下肢膝关节脱臼，患者由于视力差，小学一年级辍学。自 2009 年 10 月开始月经不规律或停经。24 岁结婚，有 2 个儿子，分别为 9 岁和 11 岁。大儿子智力差，学习成绩均不及格；二儿子未见异常。爷爷和父亲双侧足弓高。否认父母近亲结婚史。哥哥 38 岁，患有“肝炎”，哥哥及其 15 岁的孩子未见异常。

【神经系统专科查体】

精神智能状态：神志清，明显构音障碍，理解判断力减退，计算力差，定向力正常，远近记忆力差，左右识别不能。

脑神经：

Ⅰ：未查。

Ⅱ：高度近视，视野正常，眼底检查可见双侧视神经乳头边界清，无水肿。

Ⅲ、Ⅳ、Ⅵ：上眼睑无下垂，眼球无外凸及内陷，右侧瞳孔直径为 3mm，对光反应灵敏，左侧瞳孔呈水滴形，直径约 4mm，对光反应迟钝。眼动充分，左右凝视可见明显水平眼震。

Ⅴ：双侧面部感觉检查正常，双侧角膜反射灵敏，下颌反射未引出。

Ⅶ：双眼闭合对称，力量稍差，双侧鼻唇沟对称，示齿力量稍弱，不能鼓腮。

Ⅷ：双耳听力检查大致正常。

Ⅸ、Ⅹ：腭垂居中，双侧咽反射迟钝。

Ⅺ：转颈、耸肩对称有力。

Ⅻ：伸舌居中，无舌肌萎缩、纤颤。

运动系统：全身肌肉明显萎缩，四肢近端肌力 V^- 级，双侧小指不能伸直，双腕部伸屈、双手握力Ⅳ级，双上肢分指及并指力量Ⅲ级，双踝关节活动明显受限，双踝背屈跖屈力量Ⅳ级，双足趾背屈跖屈力量Ⅲ级。四肢肌张力正常。

共济运动：双侧指鼻试验及跟膝胫试验欠稳准。

反射：四肢腱反射活跃，双足跟腱反射消失。双上肢 Hoffman 征、Rossolimo 征、双下肢 Babinski 征阳性。

感觉系统：全身浅感觉未见明显异常。双侧髋部以下深感觉消失。

脑膜刺激征：阴性。

其他：牙齿不齐，多发破损。四肢：双侧高弓足，双足跟腱可触及梭形肿物，约 4cm × 4cm × 10cm（图 8-1），右侧足背可及直径约为 2cm 的圆形肿物，双侧肱三头肌肌腱可触及，3cm × 3cm × 8cm 梭形肿物，质硬，无压痛，可随关节活动。尾骨向腹侧弯曲。

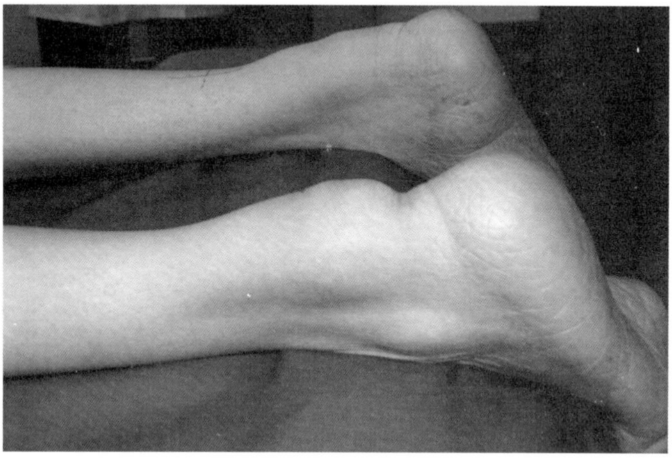

图 8-1　跟腱肿物

【辅助检查】

1. 实验室检查

生化全项：白蛋白 34.7g/L，A/G1.2，总胆汁酸 15.1μmol/L，肌酐 25 μmol/L。总胆固醇 3.67mmol/L，HDL1.09 mmol/L，LDL2.03 mmol/L。载脂蛋白 -A 11g/L。

2. 影像学检查

胸部 X 线检查：左下肺类圆形高密度影，边缘清楚。

双踝关节 X 线检查：双侧踝关节及其软组织病变。

头 MRI 平扫及增强：双侧小脑齿状核、双侧脑室周围、双侧脑干腹侧、双侧内囊后肢长 T1 长 T2 信号，注药后无增强（图 8-2）。

3. 神经电生理检查

上、下肢广泛周围神经源性损害，脱髓鞘为主，伴有轴索损害。

4. 韦氏成人智力量表

言语智商 45 分，操作智商 51 分，总分 45 分（提示中度智力障碍）。

【诊疗经过】

患者的临床表现集中在以下几点：智能发育迟滞、白内障、运动功能障碍、颅内异常信号及跟腱肿物，同时患者具有比较明确的家族病史，综合以上特征，我们考虑患者存在脑腱黄瘤病可能，并由此进行了以下检查：

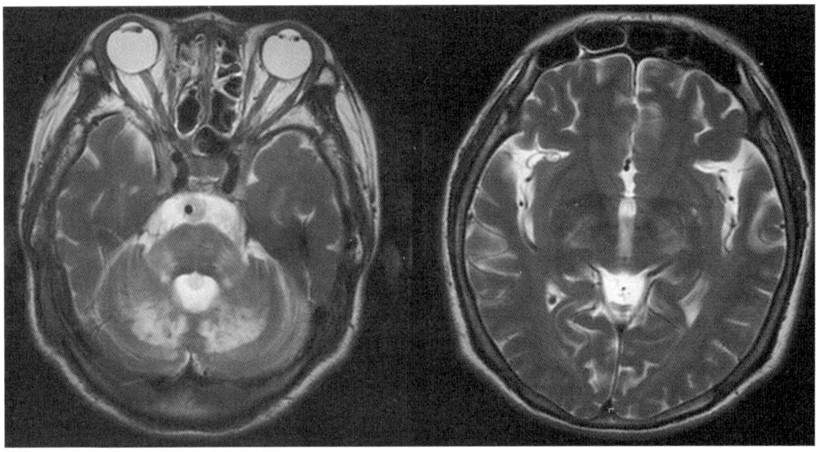

图 8-2　头颅 MRI：双侧小脑齿状核、双侧脑室周围、双侧脑干腹侧、双侧内囊后肢长 T1 长 T2 信号，注药后无增强

1. 跟腱组织活检

可见大量成纤维细胞和吞噬细胞，吞噬细胞内充满大量细小空泡的脂质物质，其内混杂含有大量空泡的多核巨细胞。部分区域可见成堆的胆固醇结晶（图 8-3）。电镜下可见大量杆状胆固醇结晶和充满脂质的吞噬细胞（图 8-4）。

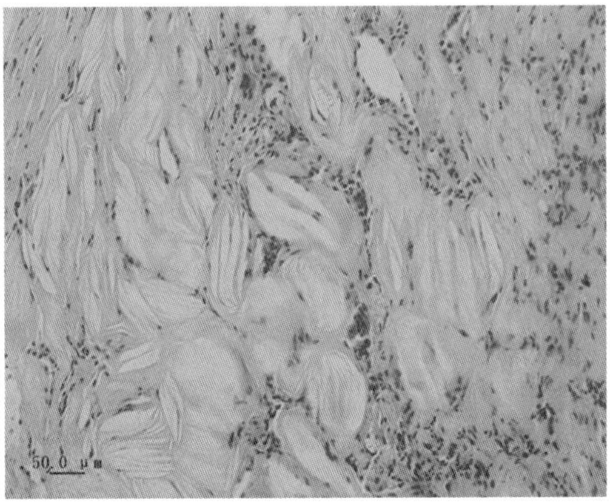

图 8-3　跟腱活检可见大量成纤维细胞和吞噬细胞，吞噬细胞内充满大量细小空泡的脂质物质，其内混杂含有大量空泡的多核巨细胞。部分区域可见成堆的胆固醇结晶

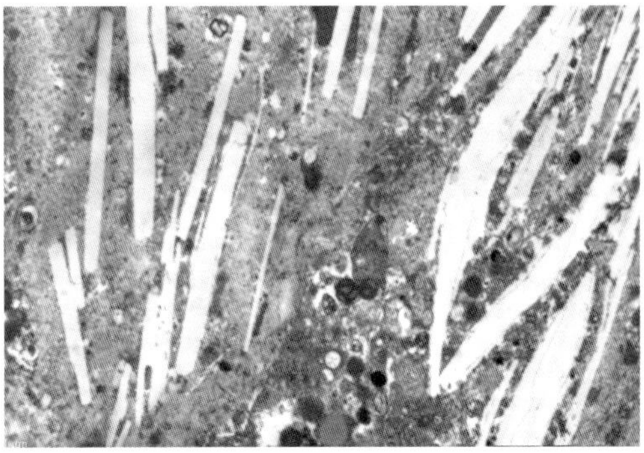

图 8-4　电镜下可见大量杆状胆固醇结晶和充满脂质的吞噬细胞

2. 腓肠神经活检

神经束衣无明显增厚，束间结缔组织和血管未见增多，有髓神经纤维数量轻度减少（图 8-5），可见少量葱皮样神经纤维（图 8-6）。

3. 家系图谱绘制和基因检测

患者的 CYP27A1 基因检测结果提示患者为 CYP27A1 两种基因突变的杂合子，1 号外显子缺失一个鸟嘌呤（c.73delG），而 2 号外显子缺失一段 7 核苷酸序列（c.369-375delGTACCCA）。患者的父亲（Ⅰ1）及 2 个儿子（Ⅲ1 和Ⅲ2）为 c.369-375delGTACCCA 与

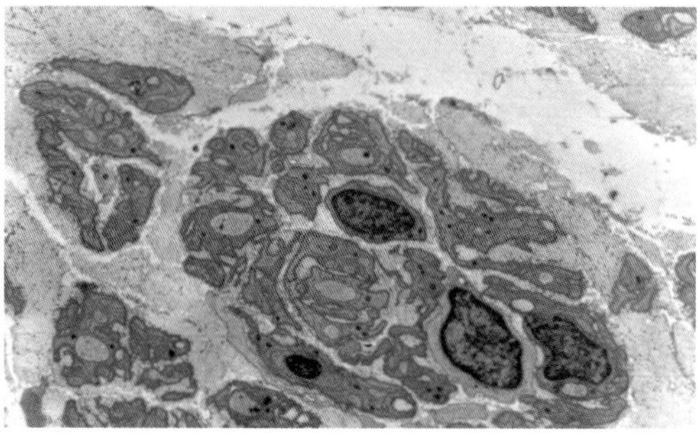

图 8-5 腓肠神经活检。神经束衣无明显增厚，束间结缔组织和血管未见增多，有髓神经纤维数量轻度减少

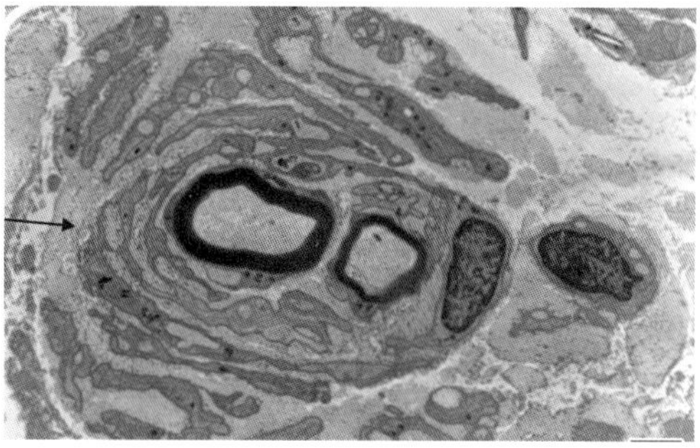

图 8-6 腓肠神经活检。可见少量葱皮样神经纤维

野生型的杂合子，而患者母亲（Ⅰ2）与患者哥哥的儿子（Ⅲ3）是 c.73delG 与野生型的杂合子（家系图谱见图 8-7 和基因检测结果见图 8-8）。

通过以上辅助检查，患者脑腱黄瘤病诊断明确。

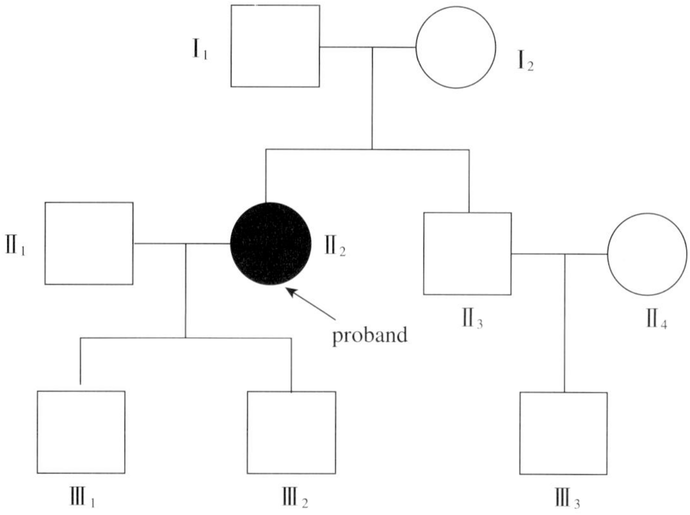

图 8-7 Ⅰ1，Ⅲ1 和 Ⅲ2 是 c.369-375delGTACCCA 的携带者。Ⅰ2 和 Ⅲ3 是 c.73delG 的携带者。只有先证者 Ⅱ2 是 2 种突变的同时携带者。Ⅱ1，Ⅱ3and Ⅱ4 的 DNA 没有采集到

【讨论】

脑腱黄瘤病（cerebrotendinous xanthomatosis，CTX）是一种常染色体隐性遗传的脂质代谢性疾病。该病以胆固醇及其中间代谢产物胆甾烷醇（cholestanol）在晶状体、脑、肌腱、骨骼等多处内异常堆积为特征，由 CYP27A1 基因突变致使固醇 27- 羟化酶活性不足引起。

1. 流行病学

自 1937 年第一次报告 CTX，全世界有超过 400 个病例报告。CTX 可能有比通常认为更高的患病率。全世界 CTX 的患病率数据没有共识，估计＜ 5/100 000。这种疾病的患病率

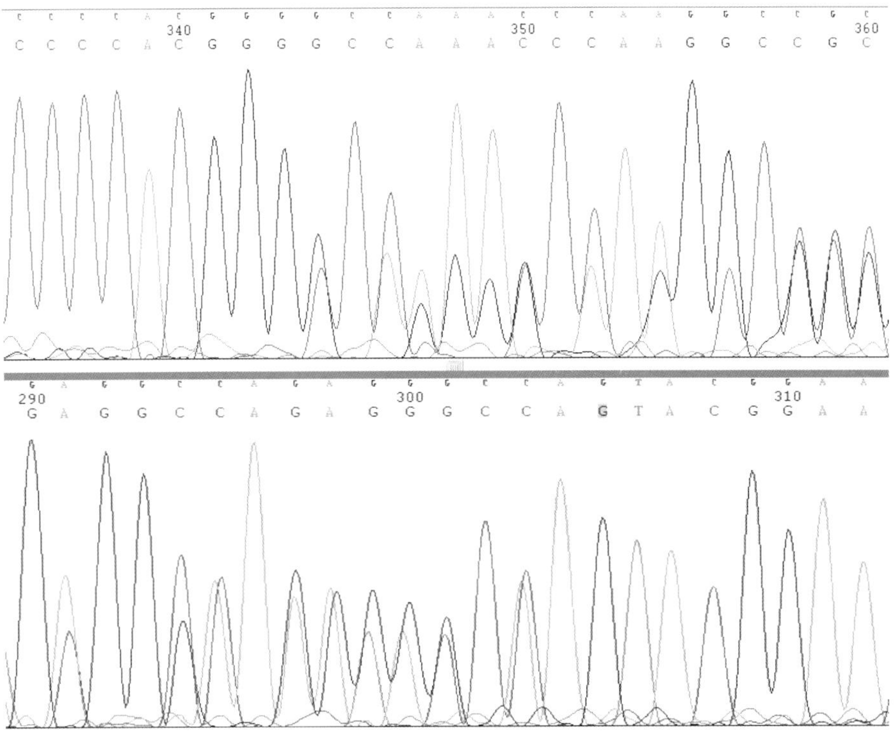

图 8-8　患者的基因检测结果 1 号外显子（c.73delG）（上图）和 2 号外显子（c.369-375delGTACCCA）（下图）

在不同国家、地区及种族间存在较大差异，由于常染色体隐性遗传模式，在封闭的社区，如摩洛哥地区犹太人群中 CTX 患病率为 1：108，单 R362C 基因突变型 CTX 西班牙人患病率 1/800 000，高加索人患病率高达 1：50 000，加拿大、比利时、巴西、沙特阿拉伯、印度、德国、台湾、法国、瑞士、南非、澳大利亚、以色列和阿根廷等国家均有病例报告，北欧人群，意大利和日本也有对此病的研究报道。但我国报道的 CTX 患者仅有 16 例。CTX 患者多在青年起病，个体间差异较大，有些患者在婴幼儿时期即表现出严重的临床症状，而有些患者则在中年起病，并且由于临床表现的多样性，即使同一患者，症状先后出现间隔时间也较长，导致 CTX 患者往往在发病 10 ～ 20 年后才得以正确诊治。

2. 病因及发病机制

1971 年由美国学者 Salen 首先提出本病的可能发病机制：胆酸合成障碍、胆固醇代谢产物胆甾烷醇异常蓄积。健康人体内，存在固醇 27- 羟化酶（CYP27A1），其位于线粒体的内膜，在几乎所有人体细胞都表达，是人体胆酸合成过程中的重要酶。胆酸合成有经典和替代两种途径，固醇 27- 羟化酶两种途径均参与，7α 羟化酶（CYP7A1）是生成胆酸经典途径的限速酶。在替代途径中，固醇 27- 羟化酶催化胆固醇氧化反应，生成 27- 羟基胆甾醇，后者再经 7α 羟化酶催化生成胆酸及鹅去氧胆酸（CDCA），此为人体生成胆酸的最主要途径。CTX 患者固醇 27- 羟化酶活性不足导致 CDCA 合成不足，进一步引起 7α 羟化酶水平负反馈调节性升高，通过胆固醇 - 胆酸经典代谢途径使胆甾烷醇及胆汁醇含量升高，并在多个系统内大量堆积而引发相应的临床症状。而导致 CTX 进一步发展和恶化。第二位的代谢产物 7α 羟基 -4 胆甾烯 -3 酮是通过两种途径生成胆甾烷醇和胆汁醇的。

由于突变 CYP27A1 基因，胆固醇不能转化为胆汁酸，而是转化成胆甾烷醇及胆汁醇。提供外源性鹅去氧胆酸形成负反馈效应，减少胆汁酸的合成，从而防止胆甾烷醇积累。

3. 病理学

病理检查是 CTX 诊断的"金标准"。大体解剖显示大脑脑萎缩与白质中许多黄色物质沉积。病理发现在小脑半球多个散在的脂质晶体结晶和肉芽肿病变。脱髓鞘和血管周围泡沫状巨噬细胞在苍白球聚集。在脑室周围区域，细胞外沉积髓鞘样物质。文献报道脊髓亚型 CTX，病理学示：脊髓内长束状髓鞘脱失与轴索变性。神经活检显示轴索变性，髓鞘脱失，髓鞘再生。针吸活检和尸检 CTX 患者肺部病理解剖显示肉芽肿性物质、泡沫细胞，细胞内异物聚集。肌腱肿块病理学显示黄色瘤细胞和多个散在的脂质晶体结晶聚集。 根据电子显微镜检查，发现病变超微结构的异常，包括肌膜下沉积物和肌浆网肿胀。

4. 基因分析

1991 年 Cali 等首先发现本病与 CYP27A1 基因突变有关，并通过蛋白表达证实该基因突变造成固醇 27- 羟化酶活性大大降低。1993 年，CYP27A1 基因结构被阐明：该基因位于 2 号染色体长臂 q33-qter，包括 9 个外显子、8 个内含子，编码由 498 个氨基酸组成的固醇 27- 羟化酶。目前为止，文献报道的 CYP27A1 基因突变已达 70 余种，其中 45% 属错义突变，20% 无义突变，18% 剪接突变，14% 缺失突变以及 2% 插入突变。超过 50% 的突变发生于 6 号至 8 号外显子之间，14% 位于 2 号外显子，14% 位于 4 号外显子区域。Lee 等通过三维结构图揭示：绝大多数的错义突变通过影响血红素结合位点及肾上腺皮质铁氧还原蛋白结合位点破坏固醇 27- 羟化酶活性；而剪接突变往往导致 mRNA 快速变性，进而使翻译表达失败。已知基因突变类型与临床表型之间并无相关性：具有相同症状的患者 CYP27A1 基因突变位置及类型可完全不同，而在同一家系不同个体之间临床表现也可存在很大差异。错义突变 c.1016C ＞ T 是目前已报道最常见的突变之一。在已研究的荷兰人群中，几乎 2/3 的患者被检测到携带 c.1016C ＞ T 突变，这一现象提示该突变在荷兰可能存在建立者效应。值得注意的是，大型全基因组筛查研究发现，CYP27A1 被认为是散发脊髓肌萎缩侧索硬化症的候选基因。其次，虽然目前公认本病由 CYP27A1 基因突变所致，但 CYP27A1 基因敲除大鼠并不出现 CTX 症状，CYP27A1 转基因大鼠胆酸含量也并未升高，动物模型与人 CTX 存在较大差异的原因还不得而知。

5. 临床表现

CTX 呈现多样化的表现，患者多器官受累，表现为广泛的神经和非神经症状，例如，CTX 共同存在的常见临床特征是婴儿顽固性腹泻和精神运动发育迟滞。CTX 患者临床表现差异性较大，常累及多个系统，突出表现为脑、肌腱瘤等全身症状以及各种进行性神经系统症状。Verrips 等对来自不同国家地区的 58 例 CTX 患者进行分析，发现 90% 的患者于青少年时期发生双眼白内障，33% 出现顽固的慢性腹泻。儿童期白内障合并长期腹泻对本病的早期诊断具有非常重要的指导价值。CTX 患者出现症状的平均年龄是 19 岁，但诊断时的平均年龄是 35 岁（范围 23 ～ 44 岁），因此，意味着诊断延迟了 16 年（范围 2 ～ 34 年）。

（1）中枢神经系统表现

中枢神经系统症状和体征常出现，有时构成 CTX 患者最初的表现。 癫痫和帕金森病是 CTX 的最初的神经系统表现。在涉及 25 例西班牙患者的回顾性研究中，Pilo-de-la-Fuente 等人发现神经系统表现分为两个主要临床亚组，经典的形式（小脑幕上的症状）和脊髓形式（慢性脊髓病）。文献报道 CTX 的一系列神经系统症状是广泛的，包括锥体束征、进行性共济失调、肌张力障碍、腭肌阵挛。还可以表现智力障碍、痴呆、精神症状（例如：行为变化、抑郁、焦虑、幻觉和自杀倾向）。有报道 CTX 精神表现在遵循双峰 / 双时态模式。出现在发病的早期，也就是在儿童时期或青少年，行为 / 人格障碍伴随学习障碍或精神发育迟滞，或出现在年龄偏大患者的晚期表现，症状包括皮质 / 皮质下痴呆，行为 / 人格障碍，情感 / 情绪障碍或精神分裂。

（2）周围神经系统和肌肉病变

周围神经病变，尤其是感觉 - 运动神经轴突病变亚型在 CTX 患者中很常见。Ginanneschi 等人发现 74.2% 的 CTX 患者（*n*=35）显示周围神经异常，包括脱髓鞘改变和髓鞘再生以及轴索变性。多参数评估自主神经异常的发生率高，皮肤活检表皮内神经纤维密度测量反映小纤维受累的发病率较高。肌肉病变包括轻微的肌病改变和线粒体超微结构的异常变化。脂质代谢紊乱的证据在 CTX 患者可以反映在肌肉的超微结构研究中。值得注意的是肌腱黄色瘤对于 CTX 的诊断不是必须的，因为不是所有的患者都有可见腱黄瘤。

（3）眼病变

儿童白内障是一个典型的征象。这已被强调认为是早于神经体征和肌腱黄色瘤的早期症状，对早期诊断非常有意义。白内障和视盘苍白也是成人 CTX 常见的眼部特征。CTX 其他眼部异常包括视网膜血管硬化和胆固醇样沉积。

（4）心血管系统病变

已经报告 CTX 有早发动脉粥样硬化和心血管疾病。CTX 患者尽管血清胆固醇浓度正常，但仍有严重的动脉粥样硬化。血脂分析发现 27- 羟基胆甾醇显著高水平和高密度脂蛋白低水平，CTX 患者患心血管疾病的风险明显增高。

（5）骨骼系统病变

骨质疏松和重复骨折也是 CTX 患者常见的临床表现。 患者的严重步态障碍、低骨量都增加了意外跌倒和骨折的风险。 Federico 等人发现 CTX 患者血清钙、磷和维生素 D 代谢正常，但全身骨矿物质密度低和肠道放射性钙吸收减少。潜在的发病机制目前还不清楚。骨质疏松症的严重程度和生化参数（即胆固醇水平，表型数据，和残疾相关的神经功能缺损）之间没有相关性。

（5）呼吸系统病变

Kawabata 等人在 CTX 患者的支气管肺泡灌洗液体内及肺活检中发现泡沫细胞和巨噬细胞聚集，细胞肿胀，充填着大量胆甾烷醇，这表明呼吸系统参与 CTX。CTX 患者可能没有临床呼吸系统症状（如气短、胸闷），肺功能测试亦可没有异常。有 CTX 患者中检测出肺淋巴管平滑肌瘤病，但这两个罕见疾病之间是否存在关联是未知的。

（7）消化系统病变

Verrips 等人进行了包括 32 位 CTX 患者的大系列的研究，发现 50% 有慢性和顽固性腹泻，儿童时期发病。在西班牙另一个大型回顾性研究发现 92% 的 CTX 患者有慢性腹泻。然而，许多有腹泻患者的胃肠道检查是正常的。腹泻患者 CDCA 疗法开始后不久症状就消失了。这种现象的潜在机制还不清楚。部分原因可能是 CDCA 取代胆汁醇的产生，这是一个很好的胆汁酸胶束，从而提高脂肪和脂溶性维生素的吸收，随之而来的腹泻也有所改善。 还有些病人出现新生儿胆汁郁积的黄疸，胆囊息肉、胆结石。

（8）其他病变

曾有报道 CTX 患者合并免疫性血小板减少症，但两者之间是否有相关性尚不清楚。

6. 辅助检查

（1）实验室检查结果

CTX 生化异常包括血浆胆甾烷醇浓度大于正常（330 ± 30μg/dl）5 ~ 10 倍，尿液胆汁醇浓度为 14000 ± 3500nmol/L，血浆胆汁醇浓度超过正常（8.48 ± 3.67 nmol/L）500 ~ 1000 倍。CTX 区别于其他黄色瘤疾病的生化异常包括：高血浆胆甾烷醇浓度，正常或低的血浆胆固醇浓度，低 CDCA 水平，脑脊液中胆甾烷醇和载脂蛋白 B 水平升高。通过气相色谱分析质谱法检测升高的血浆 5-α- 胆甾烷醇是 CTX 的一种生物标志物。

（2）神经电生理检查

经颅磁刺激（TMS）是一个有用的工具，可以检测皮质脊髓束损伤和评估 CDCA 治疗后锥体功能的改善。CTX 患者神经生理学检查也有异常表现，如视觉诱发电位（VEP）、躯体感觉诱发电位（SSEP）、脑干听觉诱发电位（BAEP）和神经传导速度（NCV）测试等异常。

（3）影像学检查

影像研究对诊断有重要提示作用。

1）MRI

显示小脑萎缩、白质信号改变、齿状核对称性高信号。患者灰质（GM）和白质（WM）体积广泛性减少。大脑及小脑的广泛萎缩，双侧齿状核、内囊或基底节区长 T1、长 T2 信号。研究显示在确诊 CTX 的患者的 MRIT2 加权像中，脑室旁白质、齿状核、苍白球、锥体束出现异常信号的比例分别为 71% ~ 100%、63% ~ 86%、67% ~ 86%、76% ~ 79 %。除了常规磁共振成像，扩散张量成像（DTI）和基于体素的形态学分析（VBM）可以提供补充信息。DTI 是一个检测白质传导束变化的有用的工具来，因为它对水弥散敏感。 VBM 作为大脑的一个公正的量化方法，可以用来描述灰质和白质体积丢失。磁共振光谱学（MRS）研究显示 FLAIR 低信号损伤区内，乳酸和脂质峰升高，N- 乙酰天冬氨酸（NAA）峰值降低。

2）SPECT

SPECT 成像揭示了多个脑叶治疗前后区域脑血流量（rCBF）的变化。这可能是 CTX 患者对治疗反应的一个有用的监控工具。对于 CTX 帕金森症状，SPECT 成像可以评估线粒体状态和突触前多巴胺功能（分别使用特殊的标记物 ^{99}mTc-sestamibi 和 ^{123}I-FP-CIT）。使用 ^{18}F-6-fluoro-L-dopa 进行 PET 分析，Kuwabara 等人发现 CTX 和偏身震颤麻痹患者壳核摄入多巴胺减少，表明突触前多巴胺能神经元功能障碍，PET 显示 CTX 患者和正常志愿者的脑基础代谢率之间有显著差异。Schotsmans 等报道 1 例 44 岁具有不对称性震颤麻痹、轻度双侧锥体束征和多发周围神经病男性脑腱黄瘤病患者，^{123}I-FP-CIT SPECT 检查发现壳核和尾状核突触前的多巴胺功能存在不对称性的减少，与患者偏侧的运动迟缓 - 肌强直症状密切相关。

3）肺的放射图像

有报道肺部病变表现为弥漫性，结节性、浸润性和纤维化的阴影，这表明肺间质功能障碍或黄色瘤病变。

7. 诊断

早期检测和诊断 CTX 是至关重要的，因为早期和长期 CDCA 治疗 CTX，可以改善神经症状，甚至逆转疾病的进展。然而，出现症状和诊断延迟是明显普遍存在的。

CTX 的诊断主要根据临床发现，生化检查，神经影像学和分子遗传学分析。CTX 的诊断应考虑患者的黄色瘤和神经系统症状从童年开始。应该注意的是，这些症状也可能在成年后开始。CTX 患者的生化异常实验室检查包括血浆胆甾烷醇水平和尿液中胆汁醇升高，鹅去氧胆酸浓度减少。胆甾烷醇水平的升高是 CTX 的特征性表现。据报道，CTX 患者血清 7α 羟基 -4 胆甾烯 -3 酮和胆甾 -4，6- 二亚乙基三胺 -3- 酮水平是正常的 100 倍。新的敏感的血液测试，液体色谱 - 电喷雾串联质谱（LC-ESI-MS/MS）方法可以用来量化检测胆汁酸前体如 7α 羟基 -4 胆甾烯 -3 酮和 5α- 胆甾醇。随着遗传分析的发展，磁共振成像和其他神经影像技术对 CTX 的诊断虽然不是至关重要的，但可以提供临床信息的补充。

Mignarri 等人开发了一个有效的早期诊断怀疑加权指数分数，包括家族史和全身性和神经系统症状体征。指标被分为很强（得分 =100），强（得分 =50），或中度（得分 =25）。儿童白内障、腹泻、新生儿胆汁郁积性黄疸联合神经症状、MRI 显示齿状核异常是强的指标。 腱黄瘤被认为是很强的指标。胆甾醇指标得分 ≥ 100 是必要的，CYP27A1 基因分析总得分 ≥ 200。使用这种有效的诊断工具，研究人员在他们的研究中诊断患者的年龄只有 10.6 ± 9.8 岁，之前的诊断平均年龄在 35 岁，两者比较有显著的差异（$P < 0.01$），明显提前了诊断时间。

8. 鉴别诊断

（1）谷甾醇血症

谷甾醇血症（sitosterolemia），是一种非常罕见的突变引起的遗传性脂质沉积病。是由于 ATP 结合盒（ABC）转运蛋白基因 ABCG5 和 ABCG8 突变，此基因位于 2 号染色体短臂 2 p21，在肝肠细胞膜上表达。文献报告 100 多例谷甾醇血症。谷甾醇血症的代谢特点是植物固醇吸收增加和排出减少。临床表现的特点是大量的结节和腱黄色瘤，过早出现动脉粥样硬化、溶血性贫血、关节炎和血小板减少性紫癜。实验室的研究结果包括高血浆植物甾醇浓度和正常或轻微升高血浆胆固醇浓度。依折麦布和低植物甾醇饮食联合治疗可以有效地降低血浆中植物甾醇含量，促进黄色瘤减退，改善心血管和血液系统的表现。

（2）血脂异常

家族性高胆固醇血症（familial hypercholestemlemia，FH），是最典型的常染色体显性遗传的单基因疾病，是由于低密度脂蛋白受体基因（low density lipo-protein receptor，LDLR）突变引起的。导致低密度脂蛋白和三酰甘油浓度升高，患病率估计为 1/(300 ~ 500)（杂合类型），FH 的临床最主要表现为血浆中高水平的 LDL，进而出现早发性冠心病及黄色瘤等。纯合子 FH 患者症状重，发病年龄较早，往往在儿童时期发病。而杂合子 FH 患者症状相对较轻，成人后发病多见，DNA 测序能明确 LDLR。发病机制是载脂蛋白 B 的清除降低，其随后沉积在多个组织。FH 诊断标准是成年人（> 15 岁）包括低密度胆醇血症（未经治疗的低密度脂蛋白水平 ≥ 180 mg/dl），肌腱黄色瘤（手背、手肘、膝盖等处黄色瘤）或结节黄色瘤，早发冠状动脉疾病。 家族血 β 脂蛋白异常可能会出现掌纹黄瘤，家族性高胆固醇血症在儿童时呈现黄色瘤，而谷甾醇血症和 CTX 在成人时出现黄色瘤。生活方式改变和强效的他汀类是其一线治疗药物，可以延缓冠状动脉疾病的发生。

神经症状、腹泻是 CTX 的重要特征，不存在于谷甾醇血症患者或 FH 患者。还要注意黄瘤病的形态变化。根据临床形态、位置、发展、和进展的脂质代谢障碍，黄色瘤可以表现为火山喷发样、结节样，在肌腱或皮肤表面。 CTX 可以区别于其他脂类代谢疾病，有其特定的临床特征，如儿童白内障，进展性神经症状，轻度肺功能不全、血浆胆甾烷醇水平增加，SSEP（体感诱发电位）结果异常。

（3）其他先天性胆汁酸代谢

其他胆汁酸的合成和代谢障碍，包括胆固醇 7α- 羟化酶缺乏症（突变 CYP7A1 基因），3β- 羟基 -C27 类固醇氧化还原酶缺乏症，2- 甲酰 -CoA 消旋酶缺乏症。胆固醇 7α- 羟化酶缺乏患者血清胆固醇浓度升高，对 HMG 辅酶 A 还原酶抑制剂治疗反应迟钝。3β- 羟基 -C27 类固醇氧化还原酶缺乏症新生儿显示肝大，轻度脂肪泻，血清 ALT 和 AST 升高，高胆红素血症，血清 γ- 谷氨酰转肽酶正常。2- 甲酰 -CoA 消旋酶的缺乏，严重影响胆汁酸和脂肪酸的产生途径。成年患者可能出现感觉运动神经病变和脂溶性维生素缺乏，便血，婴儿淤胆型肝病。胆汁酸治疗，给予胆酸［10 ～ 15mg/（kg·d）］对上述三种脂代谢紊乱疾病有效（表 8-1）。

表 8-1　CTX 的鉴别诊断

疾病	临床特征	X 射线	超声	MRI	病理
CTX	慢性腹泻，少年白内障，肌腱黄色瘤，进展到小脑性共济失调和精神发育迟滞	跟腱区软组织混浊	跟腱的弥漫性光滑低回声浸润胆囊结石	跟腱在 T1W &T2W 弥漫性低信号，T2 高信号病变在齿状核、黑质、苍白球	肌腱活检：退化的纤维胶原组织可见脂肪细胞、泡沫细胞、巨噬细胞，血胆固醇升高
黄色瘤	关节肿胀，限制运动	跟腱区软组织混浊	肌腱的弥漫性光滑低回声浸润	肌腱在 T1W &T2W 弥漫性低信号	脂肪细胞、泡沫细胞
强直性肌营养不良 I 型	早发性白内障、精神发育迟滞、高抬腿步态，肌肉萎缩和虚弱	不适用	不适用	弥漫性脑和小脑 T2 信号，胼胝体发育不全	轻微的肌病和多组肌群萎缩
干燥综合征	小脑性共济失调、先天性白内障、精神发育迟滞	脊柱侧弯，掌骨、跖骨和趾骨缩短，髋外翻、扁平足、鸡胸	不适用	小脑皮质 T2 高信号；小脑萎缩，包括小脑蚓部；肌肉组织被脂肪和结缔组织替代	萎缩性肌纤维，脂肪替代，肌肉纤维镶边空泡形成
谷甾醇血症	腱黄色瘤、痉挛性截瘫，原发神经体征和白内障不存在	不适用	不适用	多个硬膜内髓外的黄色瘤在 T1W 和 T2WI 上低信号	

9. 治疗和预后

CTX 的管理包括替代疗法、手术及其他对症治疗。发病机制提示 CTX 患者补充胆汁酸替代疗法可以恢复胆汁酸合成，减少血浆胆甾烷醇水平和消除胆汁醇。此外，HMG-CoA 还原酶抑制剂还可以加强此疗效。 胆汁酸疗法潜在机制还可能通过外源性胆汁酸激活胆汁酸负反馈机制抑制胆汁酸产生。这将抑制 7α 羟基 -4 胆甾烯 -3 酮的产生，从而使胆甾烷醇浓度正常，防止胆甾烷醇在组织沉积。

替代疗法包括 CDCA、熊去氧胆酸（UDCA）、胆酸、牛磺胆酸。对于神经和非神经症状的 CTX 患者，相比 UDCA 或牛磺胆酸，CDCA（750mg/d）治疗是首选治疗，但是胆酸对非神经症状也有效。胆汁酸联合胆酸治疗其他脂质代谢紊乱有效。CDCA（750mg/d）或胆酸能使血浆胆甾烷醇正常和改善 CTX 患者的非神经系统症状，但是只有 CDCA 可以改善患者的神经系统症状。CDCA 的长期替代治疗通过激活胆汁酸负反馈机制，可增加骨矿物质含量和改善肠道吸收的维生素 D。CDCA（300mg/d）和普伐他汀（10mg/d）联合治疗可以改善脂蛋白代谢，抑制胆固醇的合成，降低血浆胆甾烷醇和植物固醇水平。1984 年 Berginer 等研究表明早期 CDCA 治疗可纠正脂质生化代谢异常，甚至逆转 CTX 的进展。该研究纳入的 17 例有症状的 CTX 病患者，临床特征分别有：双侧跟腱黄色瘤 15 例，白内障 12 例，痴呆 13 例，锥体束征 17 例，小脑功能障碍 17 例，轻度周围神经病 7 例，脑电图异常 10 例，计算机断层扫描异常 10 例。经过 1 年的鹅去氧胆酸治疗（750mg/d）后，研究发现有 10 例患者（76.9%）的痴呆症状得到改善，5 例患者（29.4%）锥体束征和小脑体征消失，8 例患者（47.1%）锥体束征和小脑体征得到缓解，有 6 例患者（85.7%）的周围神经病显著改善，部分患者的脑电图转为正常或轻度异常；同时伴有生化检测提示血浆胆甾烷醇水平显著下降。熊去氧胆酸（UDCA）的治疗效果不如 CDCA 治疗，因条件限制无法获得 CDCA 的患者仍然可以服用 UDCA。

HMG-CoA 还原酶抑制剂治疗的疗效是有争议的，可能出现副作用如肝功能障碍和横纹肌溶解。其他可能的治疗缺乏可靠的临床验证，包括补充维生素 E、低密度脂蛋白血浆置换、肝移植等。双侧肌腱手术切除可能使步态失调恶化，且无法阻止患者神经症状的进展与恶化。由于 CTX 患者的不同表现，对症治疗是至关重要的：抗抑郁药物治疗抑郁症，抗癫痫治疗抽搐发作，左旋多巴治疗震颤麻痹，肉毒杆菌毒素治疗肌张力障碍。

CTX 患者尽早开始胆汁酸治疗是防止神经损伤和恶化的关键。文献报道 25 例 CTX 患者大型系列研究发现，尽管长期 CDCA 治疗，60% 的患者持续恶化，20% 的人死亡，CTX 的生存与诊断时的年龄相关。 Ginanneschi 等人研究一系列 35 例存在多神经病的患者，发现治疗能够改善神经传导速度，促进了未受影响的残余神经纤维轴突髓鞘的合成，治疗效果很大程度上取决于不可逆转的结构性破坏的程度。当 CTX 患者出现周围神经病变的临床症状时，推荐神经电生理学检查。

10. 问题与展望

CTX 患者治疗前后监测血浆胆甾烷醇水平，可以用来评估 CDCA 和胆酸的生化效应。然而血清胆甾烷醇水平与临床特征没有相关性。 一个可能的解释是，胆甾烷醇水平增加不是 CTX 的发病机制中唯一重要的因素。还需要进一步的研究来探讨其他潜在机制，并提供合理的解释。对于进行性共济失调的 CTX 患者可见脑白质病变和小脑空泡形成。 CTX 患者白质改变提示脱髓鞘和轴索病变共同存在。此外，还需要进一步的研究来发现为什么有些 CTX 患者出现大脑白质的病变。

许多对 CTX 的临床研究已发表，但 CTX 基本的动物研究的发病机制仍不常见报道。敲除 CYP27A1 基因的小鼠未在大脑或肌腱呈现黄色瘤。 然而老鼠可能通过另一种合成途径弥补胆汁酸损失。CYP27A1 基因过表达的转基因老鼠也没有显示胆汁酸的合成增加。动物模型和人类 CTX 有明显区别的原因仍不清楚。 胆甾烷醇沉积和黄色瘤发展之间的关系值得进一步研究。

CTX 是一个表现多样的遗传性脂质代谢紊乱。经典的症状和体征，血清和尿液中高浓度的胆甾烷醇和胆汁醇，头颅磁共振成像，和突变 CYP27A1 基因能够确定诊断。早期诊断和长期 CDCA（750mg/d）治疗可以改善神经症状，有助于患者有更好的预后。

延伸阅读

[1] Nie Shuke，Chen Guiqin，Cao Xuebing，et al. Cerebrotendinous xanthomatosis：A comprehensive review of pathogenesis，clinical manifestations，diagnosis，and management. Orphanet J Rare Dis，2014，9：179-187.

[2] Fraidakis MJ. Psychiatric manifestations in cerebrotendinous xanthomatosis. Transl Psychiatry，2013，3（9）：302-308.

[3] Chen ShuFang，Tsai NaiWen，Chung-Chih Chang，et al. Neuromuscular abnormality and autonomic dysfunction in patients with cerebrotendinous xanthomatosis. BMC Neurol，2011，11：63-70.

[4] Arunachalam Pudhiavan，Alka Agrawal，Sangit Chaudhari，et al. Cerebrotendinous xanthomatosis— The spectrum of imaging findings. J Radiol Case Rep，2013，7（4）：1-9.

[5] Nia S. Psychiatric signs and symptoms in treatable inborn errors of metabolism. J Neurol，2014，261（Suppl 2）：S559-S568.

[6] 田地，张在强，陈彬等 . 脑腱黄瘤病临床、影像学、病理和基因分析一家系报道并文献复习 . 中华临床医师杂志（电子版），2012，6（2）：306-309.

[7] 姚甲瑞，黄德晖，吴卫平 . 脑腱黄瘤病及 CYP27A1 基因突变研究进展 . 实用医技杂志，2015，22（6）：614-616.

[8] Satyadev Vadapalli. Cerebrotendinous xanthomatosis. Indian J Orthop，2013，47（2）：200-203.

[9] 张翠萍，张在强，牛松涛，等 . 脑腱黄瘤病的超微病理形态学电镜观察 . 电子显微学报，2013，32（3）：256-259.

[10] Barkhof F，Verrips A，Wesseling P，et al. Cerebrotendinous xanthomatosis：The spectrum of imaging findings and the correlation with neuropathologic findings. Radiology，2000，217：869-876.

[11] de Stefano N，Dotti MT，Mortilla M，et al. Magnetic resonance imaging and spectroscopic changes in brains of patients with cerebrotendinous xanthomatosis. Brain，2001，124：121-131.

[12] Schotsmans K，de Cauwer H，Baets J，et a1. Cerebrotendinous xanthomatosis presenting with asymmetric parkinsonism：A case with I-123-FP-CIT SPECT imaging. Acta Neurol Belg，2012，112：287-289.

[13] 袁云，王朝霞，张巍，等 . 脑腱黄瘤病的周围神经改变一家系分析 . 中华神经科杂志，2005，38：195-197.

[14] Pedroso JL，Pinto WB，Souza PV，Santos LT，et a1. Early-onset epilepsy as the main neurological manifestation of cerebrotendinous xanthomatosis. Epilepsy Behav，2012，24：380-381.

[15] Martini G，Mignarri A，Ruvio M，et a1. Long-term bone density evaluation in cerebrotendinous xanthomatosis：Evidence of improvement after chenodeoxycholic acid treatment. Calcif Tissue Int，2013，92：282-286.

[16] Mignarri A，Gallus GN，Dotti MT，et a1. A suspicion index for early diagnosis and treatment of cerebrotendinous xanthomatosis. J Inherit Metab Dis，2014，37：421-429.

[17] Niu DM，Chong KW，Hsu JH，et a1. Clinical observations，molecular genetic analysis，and treatment of sitosterolemia in infants and children. J Inherit Metab Dis，2010，33：437-443.

[18] Yahalom G，Tsabari R，Molshatzki N，et a1. Neurological outcome in cerebrotendinous xanthomatosis treated with chenodeoxycholic acid：Early versus late diagnosis. Clin Neuropharmacol，2013，36：78-83.

[19] Nozue T，Higashikata T，Inazu A，et al. Identification of a novel missense mutation in the sterol 27-hydroxylase gene in two Japanese patients with cerebrotendinous xanthomatosis. Inter Med，2010，49：1127-1131.

第 9 章　自身免疫性脑炎：Caspr 2 与 LGI1

病例 9

【主诉】

男，64 岁，四肢麻木无力 8 天，睡眠障碍 5 天。

【现病史】

入院前 8 天患者在晨起后出现四肢麻木，以双手和双足明显，外院给予改善循环治疗（具体剂量不详），双足麻木逐渐上升至小腿，并出现四肢无力，表现为上楼梯及双手精细动作困难。5 天前，患者出现睡眠障碍，主要表现为入睡困难，口服苯二氮䓬类药物无效。2 天前患者出现排尿困难，排便费力，并给予留置导尿。无言语不清，无复视，无肢体抽搐。

【既往史、个人史及家族史】

素体健，入院前 15 天患者出现频繁打喷嚏，否认有流涕、肌肉酸痛、发热及腹泻等不适，数天后上述症状消失。

【神经系统专科查体】

精神智能状态：神志清楚，轻度构音障碍，定向力及理解判断力减退，查体可合作。

脑神经

Ⅰ：未查。

Ⅱ：双眼视力、视野粗测正常，眼底视盘（视神经乳头）边界清楚。

Ⅲ、Ⅳ、Ⅵ：上眼睑无下垂，眼球无外凸及内陷，双侧瞳孔等大等圆，直径为 3mm，直接、间接对光反射灵敏，眼动充分，未引出眼震。

Ⅴ：双侧面部针刺觉对称存在，双侧角膜反射灵敏。

Ⅶ：双侧周围性面瘫。

Ⅷ：双耳听力粗测正常。

Ⅸ、Ⅹ：腭垂居中，双侧软腭抬举力正常对称，咽反射对称存在。

Ⅺ：转颈、耸肩对称有力。

Ⅻ：伸舌居中，无舌肌萎缩、纤颤。

运动系统：肌肉容积正常，双上肢肌力 V^-，双下肢肌力 3 级，四肢肌张力略低。

共济运动：双侧指鼻及跟膝胫试验欠稳准。

步态：不能完成。

反射：双上肢腱反射 (+)，双下肢腱反射 (-)，双侧 Babinski 征未引出，双侧拉赛格征阳性。

感觉系统：四肢手套袜套样痛觉减退。

脑膜刺激征：阴性。

其他：面部及下肢可见肌肉颤搐。

【辅助检查】

1. 血液学检查

肌酸激酶 650 U/L（正常值范围 24 ～ 194U/L）。C 反应蛋白 6.07mg/L（正常值范围 0 ～

2.87mg/L)，ESR 29 mm/h，相比正常值范围均偏高。抗链球菌溶血素 O、类风湿因子、抗中性粒细胞胞浆抗体、免疫全套检查、补体 C3、补体 C4、肿瘤标记物、甲状腺功能均正常。血接触蛋白相关蛋白 -2（contactin associated protein-like2，Caspr2）抗体强阳性，血抗 Hu、Yo、Ri、GM1 抗体谱、抗 NMDA-R 抗体、AMPA1-R 抗体、AMPA2-R 抗体、LGI1 抗体、GABA2-R 抗体均阴性。

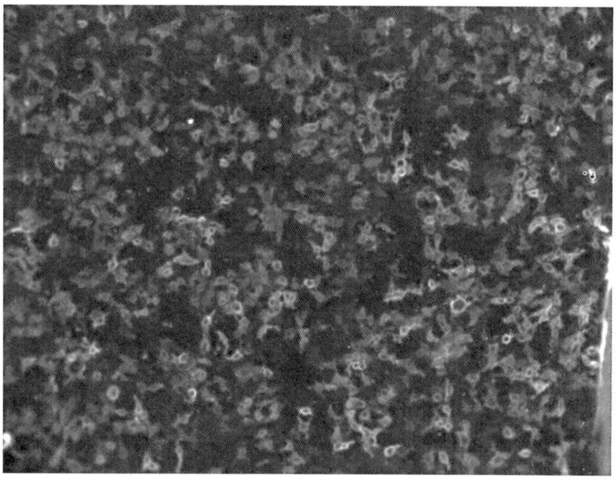

图 9-1　患者血清与 Caspr 2 转染细胞（HEK293）呈抗体阳性（反应间接免疫荧光法染色）

2. 脑脊液检查

脑脊液常规：细胞总数 204/μl，白细胞 4/μl，脑脊液生化：蛋白 87.4mg/dl（正常值范围：12 ~ 60mg/dl）、糖和氯化物正常。脑脊液 Caspr2 抗体阳性（图 9-1）。脑脊液抗 Hu、Yo、Ri、GM1 抗体谱、抗 NMDA-R 抗体、AMPA1-R 抗体、AMPA2-R 抗体、LGI1 抗体、GABA2-R 抗体均阴性。

3. 电生理检查

（1）脑电图：未见异常。

（2）肌电图：四肢神经传导速度见表 9-1、表 9-2。右侧尺神经 F 波出现率 95%，潜伏期延长，右侧胫神经 F 波无法辨认。骨间肌、胫骨前肌和腓肠肌肌纤维颤搐电位（图 9-2）。交感皮肤反应显示四肢波形未引出，R-R 间期平静呼吸时变化率降低。瞬目反射：双侧 R1、R2、R3 波形分化差，潜伏期均延长。

表 9-1　感觉神经传导速度

神经（N）	潜伏期（ms）	波幅（μV）	速度（m/s）
正中 右	未见肯定波形		
尺（指 - 腕）左	2.61	3.1（84%）	53.6
尺（指 - 腕）右	2.61	3.7（80%）	46.0
胫（趾 - 踝）左	未见肯定波形		
胫（趾 - 踝）右	未见肯定波形		
腓总（踝 - 腓骨小头）右	未见肯定波形		
腓肠（小腿中 - 外踝）右	3.01	7.3	48.2

表 9-2　运动神经传导速度

神经	潜伏期（ms）	波幅（mV）	速度（m/s）	负波波幅节段变化（%）
正中（腕 -APB）右	10.4（206%）	0.35（98%）		
正中（肘 - 腕）右	17.4	0.50（96%）	30.0（51%）	–4.8
尺（腕 -ADM）右	4.44（71%）	8.2		
（肘下 - 腕）	8.35	8.6	51.2	0
（肘上 - 肘下）	10.4	8.4	51.2	–2.2
（腋 - 肘上）	12.6	7.5	50.0	–11.1
（Erb- 腋）	未见肯定波形			CB
胫（踝 -AH）左	4.83	7.9		
胫（踝 -AH）右	5.92（52%）	2.8（78%）		
（膝 - 踝）	14.8	2.3	42.8	–22.8
腓总（踝 -EDB）右	3.72	3.2（44%）		
腓骨小头 - 踝	11.7	2.9（36%）	37.0	–26.3

注：APB：拇短展肌；ADM：小指展肌；AH：拇展肌；EDB：趾短伸肌；Erb：Erb's 点（欧勃氏点）

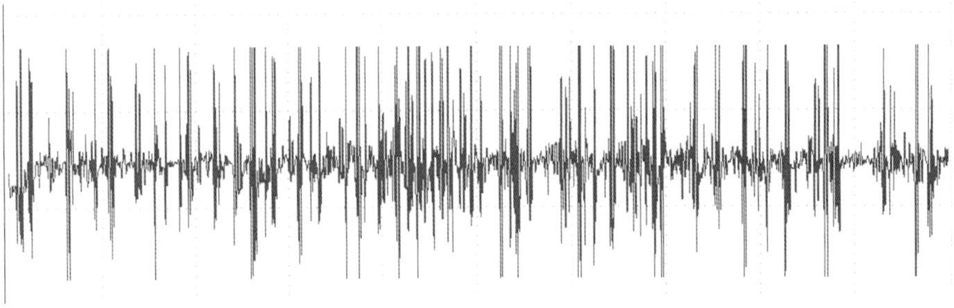

图 9-2　患者腓肠肌可见肌纤维颤搐电位（0.5mV/D 200ms/D）

3. 神经影像学检查

（1）头颅 MRI：颞叶未见异常信号（图 9-3）。

（2）全身 PET：头、颈、胸、腹和盆腔未见明确代谢异常增高灶。

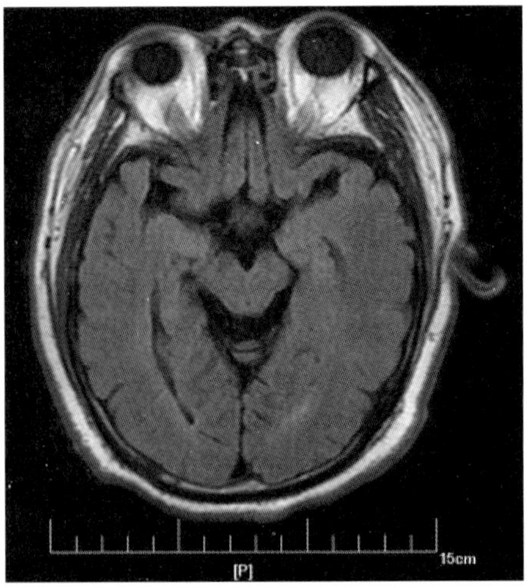

图 9-3　患者头颅 MRI 未见颞叶异常信号

【诊疗经过】

入院后 3 天患者肢体无力加重，需在他人搀扶下站立行走，双眼不能完全闭合，言语含糊不清，并有胡言乱语现象，如诉窗帘被大风刮走。此外全身多汗，面部尤为显著，面部及躯体多处出现肌肉颤搐等现象，给予静脉点滴人血免疫球蛋白治疗，患者言语不利较前缓解，并出现明显腹胀。入院 10 天后患者出现呼吸浅快，心率增快至 120 次 / 分，意识模糊，血气分析显示 2 型呼吸衰竭，立即给予气管插管，给予呼吸机辅助呼吸并转监护室治疗，继续给予人血免疫球蛋白联合甲泼尼龙治疗，入院 20 天后患者逐渐脱离人工呼吸机，恢复自主呼吸，意识转清，肢体肌力逐渐恢复。入院 30 天患者仍有肌肉颤搐，不能自行排尿，仍有排便困难。入院 60 天患者肢体无力好转，可在他人搀扶下行走，肌肉颤搐消失，能自行排尿，排便时仍有便不尽感，睡眠正常，继续规律递减泼尼松。出院后 6 个月复查随访，患者恢复至病前正常水平，甚至能自行驾驶车辆。

正如前文中所提到的，关于 AE 的研究目前正在不断拓展，这类自身免疫型脑炎（autoimmune encephalitis，AE）疾病的范围和分类不断被更新，这种不同角度的融合交汇在本病例的诊断中有一个集中体现。

患者以周围神经病首发，随后出现失眠、幻觉、神经性肌强直、自主神经功能异常等莫旺综合征（Morvan syndrome）的表现，结合影像学、电生理及其他辅助检查，尤其是血清和脑脊液的接触蛋白相关蛋白 -2（contactin associated protein-like2，Caspr2）抗体阳性，故 Caspr2 抗体阳性的神经系统损害诊断成立。在此类疾病无明确诊断标准的情况下，这无疑是正确的诊断。从另一个角度看，结合目前对 AE 的分类和其他神经元表面抗体相关脑炎的诊断流程，本病例有特征性的症状，且脑脊液中通过转染细胞免疫荧光法（CBA）检测到抗 Caspr2 抗体，故可以诊断为抗 Caspr2 抗体相关脑炎。

【讨论】

在本书前文中提到，特异性抗原抗体相关性 AE 中有一类为抗神经元表面抗原抗体相关性 AE，其中一组为 voltage-gated potassium channel（VGKC）抗体相关性 AE，VGKC 抗体相关性 AE 包括与读者即将分享的抗 LGI1 抗体相关脑炎和本文探讨的抗 Caspr2 抗体相关脑炎。

与抗 LGI1 抗体相关脑炎多见于中老年人群，抗 Caspr2 抗体相关脑炎也常见于 60 岁左右的男性，可广泛侵及中枢神经系统和周围神经系统，表现为边缘性脑炎、周围神经过度兴奋，符合神经性肌强直、莫旺综合征的表现。神经性肌强直、莫旺综合征，其实是两种综合征，分别包括了一组相关疾病。

神经性肌强直是一种少见的周围神经高兴奋性疾病。主要表现为受累肌肉痉挛、颤搐、无力、僵硬及放松迟缓。1961 年，Isaacs 首次全面描述了 2 例患者四肢和背部肌肉颤搐的症状，并将其命名为“连续性肌纤维活动”，并在该试验中确定了自发放电的起源部位在运动神经末梢，而非肌肉。因此，神经性肌强直也被称为 Isaacs 综合征。1965 年，Mertens 等将其定名为神经性肌强直，以区别于先天性肌强直等肌源性疾病。

莫旺综合征是一种极少见的自身免疫性疾病，主要表现为受累肌肉无规律地收缩、痛性痉挛、无力，多汗、肢体瘙痒、失眠及精神错乱。法国人 Morvan（1890）首次描述了这种疾病。

目前可以认为，神经性肌强直合并自主神经及中枢神经系统损害时可称为莫旺综合征（Morvan syndrome）。这两类综合征均与钾离子通道抗体相关，属于离子通道病。根据发病机制，这两类综合征中均仅有一部分与电压门控钾离子通道（voltage-gated potassium channel，VGKC）抗体相关，而 Caspr2 正是 VGKC 抗原复合物的一部分。因此，下文中无特殊说明提到的神经性肌强直、莫旺综合征概念均是指与 VGKC 相关的神经性肌强直、莫旺综合征。

1. 发病机制

VGKC 抗原复合物包括 Caspr2、LGI1 和接触蛋白 2 这三种蛋白质。Caspr2 是轴突蛋白家族的一员，在有髓鞘的轴突中与钾通道 A 亚科 1（potassiumvoltage-gated channel subfamily

A member 1, Kv1.1）、钾通道 A 亚科 2（potassium voltage-gated channel subfamily A member 2，Kv1.2）、金属肽酶 22（metallopeptidase domain 22，ADAM22）一起组成维持钾离子通道的支架。Caspr2 是一种跨膜蛋白，与接触蛋白 2 相结合；Caspr2 位于不同脑区（海马、小脑）的神经元表面和有髓神经轴突的近旁结节区，参与 Kv1 钾离子通道复合物的组成，可能为促进有髓鞘轴突发挥正常功能。目前认为 VGKC 抗体相关性 AE 主要致病表面抗原并非钾离子亚基，而是其他一些特异抗原，即 LGI1 和 Caspr2。

VGKC 对于细胞膜兴奋性的维持、动作电位的延缓等具有重要作用。抗 Caspr2 抗体使细胞膜 VGKC 减少或封闭，当细胞膜复极和神经轴突电活动时，正常 K^+ 内流受阻，导致出现病理性的神经过度兴奋，肌肉颤搐、多汗等周围神经高兴奋性症状。

2. 临床表现

边缘性脑炎、周围神经过度兴奋和自主神经受累是本病的主要临床表现。

（1）边缘性脑炎

抗 Caspr2 抗体相关脑炎的中枢神经系统受累表现具有边缘性脑炎的一些共性，如以近记忆受损、时间地点定向力障碍为主的认知障碍，以情绪低落、抑郁、易激惹和暴力行为、惊恐发作、妄想为表现的精神行为异常。还有一些相对特异的表现，如失眠及快动眼相睡眠行为障碍是莫旺综合征最具特色的表现。患者正常的睡眠周期被破坏。

快速动眼睡眠（REM）受到抑制。约 92% 莫旺综合征患者会出现程度不一的失眠，严重者会连续几个月夜间都不能入睡，失眠和精神错乱相伴随，让人很难分清患者是醒着还是睡着了。莫旺综合征患者对巴比妥类、阿片类、苯二氮䓬类、三环类抗抑郁药耐受。33% 的莫旺综合征患者还会出现快动眼相睡眠行为障碍，表现为睡眠中出现咀嚼、咋舌、尖叫、喃喃、梦呓等刻板动作，还会出现抬头、伸手、行走等无目的动作，甚至会出现打人或自己跌下床的情况，若是此时唤醒患者，患者仍处于类似梦境的幻觉状态。此外，还可以出现特发性小脑性共济失调。虽然与抗 LGI1 抗体相关脑炎发病机制部分重叠，但癫痫发作特别是面部 - 上肢的不自主运动样癫痫发作（faciobrachial dystonic seizures，FBDS）在本病不多见。

（2）周围神经过度兴奋

周围神经过度兴奋是本病特征性的临床表现，往往出现在疾病早期，具有早期诊断价值，表现为：

1）肌颤搐、肌束颤动

绝大部分神经性肌强直患者可出现肌颤搐或肌束颤动，多累及广泛的四肢肌肉、背部肌肉，少见受累的有面肌及球部肌肉。其特征为肉眼可见肌肉像波浪样涟漪，如同许多小虫在皮肤下蠕动。有时肉眼不能看到肌颤搐，但触诊可感觉到肌肉蠕动，针极肌电图可有特征性改变。

2）肌痉挛

“抽筋”常为患者关注的首发症状和主诉。肌痉挛可以是无痛的，也可以是痛性痉挛，以无痛痉挛多见。痉挛常从四肢远端肌开始，逐渐向近端和躯干发展，后期可累及胸腹肌。患者最终可能出现由持续性肌肉强直僵硬导致的特异性的局部异常畸态。四肢肌肉受累时，轻者活动受限，手指精细活动不能，重者完全不能行走，手可出现持续性、无痛性手指关节屈曲，如“助产士手”样痉挛，双足可呈强直性跖屈或类似马蹄足样痉挛。眼外肌受累时患者可出现单侧或双侧眼外肌自发性强直痉挛、发作性痉挛性麻痹和复视，还可见眼睑肌痉挛性上提和面肌强直导致的特异苦笑面容。咀嚼肌、咽喉肌受累可引起牙关紧闭、吞咽困难和呛咳。肌肉强直发生在呼吸肌可引起呼吸困难，后期胸腹肌和躯干肌也可不同程度受累，肌痉挛强直加重，坚硬如石。可由突然随意运动或被动牵拉肌肉、精神紧张或惊吓而诱发肌强直发作。如患者在打喷嚏时突然闭目后而不能立刻睁开双眼，咳嗽时因膈肌和胸腹肌突然收缩僵直而出现憋气和呼吸困难，行走（如过马路）时可因突然紧张诱发下肢肌痉挛而止步不前或跌倒。受累肌肉经缓慢轻微反复活动后肌强直可逐渐减轻或改善，用力或持续活动后加重。保暖可使肌强直减轻，寒冷会使之加重。睡眠时肌强直并不消失为其重要特征。由于患者肌肉松弛障碍常导致腱反射不能引出。

3）假性肌强直

假性肌强直是指患者在主动收缩肌肉后出现类肌强直样放松迟缓，约 1/3 患者可出现此症状。无叩击性肌强直，不同于先天性或萎缩性肌强直。假性肌强直可以是首发症状，可发生在眼睑或下颌关闭时，也可见于握拳时。

4）手足麻木，感觉异常

神经性肌强直患病早期可有四肢远端麻木、感觉异常及感觉迟钝，但缺乏客观的检查证据，这可能是感觉神经高兴奋性的表现。

5）肌无力

神经性肌强直患者可出现肌无力，这有可能是持续性肌纤维活动所致的肌疲劳。

6）肌肉肥大

国内外均有神经性肌强直患者肌肉肥大的报告，但仅见于少数神经性肌强直患者，受累的肌肉为腓肠肌，引起肌肉肥大的原因可能是肌群的过度活动。

（3）自主神经受累

1）多汗

几乎所有的莫旺综合征患者均有多汗表现，表现为躯干和四肢多汗，程度严重者可致使每天要更换衣服和床单数次。

2）心律失常

约半数以上的莫旺综合征患者会出现心律失常，以心动过速常见。严重的患者出现心源性晕厥、心绞痛、高血压，有研究发现莫旺综合征患者心率、血压 24 h 正常生理节律消失。各种降压药对此疗效不佳。

3）其他

约 58% 莫旺综合征患者可以出现体重降低，体重下降可能与患者代谢率增高、食欲缺乏有关。膀胱功能及肠道功能紊乱也是很常见的，多表现为尿潴留、尿失禁、严重的便秘、腹绞痛。此外，唾液泪液分泌增多、低体温、竖毛异常、皮肤颜色改变、掌跖面出现红斑、肢端水肿、瘙痒、食欲增加、阳痿等其他自主神经症状也是可见的。

3. 辅助检查

和抗 LGI1 抗体相关脑炎类似，脑脊液检验结果是诊断的关键指标，检出抗 Caspr2 抗体对本病具有确诊意义。而常规、生化检查可表现为中枢神经系统炎性反应结果，有轻中度蛋白升高，不具有特异性。

神经性肌强直典型的肌电图表现为肌肉放松状态下出现自发持续快速的二联、三联或多联的运动单位放电活动，频率可高达 5 ～ 300 Hz。肌颤电位和纤颤电位也很常见。40% 的神经性肌强直患者在重复运动神经刺激后有后放电现象或在 F 波后有后放电现象。而运动、感觉神经传导速度基本正常。脑电图基本正常，个别患者出现非特异性的弥漫慢波。多导睡眠图提示：REM 睡眠抑制。

抗 Caspr2 抗体相关脑炎头部 MRI 表现不具有特异性。可以有边缘系统异常信号，也可能出现局灶型或全脑型脑萎缩。

在血液检查中，血清检出抗 Caspr2 抗体可能会对诊断提供帮助。其自身免疫抗体筛查有助于本病的鉴别诊断。

本病可合并胸腺瘤，虽然发病率较低，但必要时仍需行胸腺瘤筛查。

4. 诊断和鉴别诊断

目前认为，确诊抗 Caspr2 抗体相关脑炎主要根据特征性的症状 + 脑脊液中通过转染细胞免疫荧光法（CBA）法检测到抗 Caspr2 抗体。

除了在其他 AE 中提到的鉴别诊断，本病还需要和非 VGKC 相关的神经性肌强直、莫旺综合征相鉴别。这些神经性肌强直、莫旺综合征可能与自身免疫病或肿瘤伴发，也可能是遗传性或中毒后出现。

最后，分享一份崔丽英教授在《重视脑炎的病因诊断》一文中提到的脑炎患者诊断的一般程序与要点（表 9-3）。

表 9-3　脑炎患者诊断的一般程序与要点

诊断程序	诊断要点
病史	季节因素
	旅居史、地理因素
	职业、毒物化学品接触史
	动物接触史，虫咬、犬咬史
	基础病、肿瘤病史、疫苗接种史与免疫状态
	现病史：时相特点、主要症状与伴随症状、系统性症状
体征	神经科体征：高级神经活动、局灶性体征、脑干、小脑、锥体外系体征和脑膜征等
	一般体征：皮肤、黏膜、淋巴结
血液检查	血常规、生物化学、红细胞沉降率、甲状腺功能检查（必要时）
X 线	胸片，胸部 CT（必要时），盆腔 CT 或者超声（女性患者必要时）
脑电图	无诊断要点
神经影像学	头 MRI（建议增强）
脑脊液检查	压力、细胞计数与细胞学、生物化学；病毒的抗体、抗原与核酸检测，自身免疫性脑炎抗体（依具体情况）
脑活体组织检查	用于极少数无法确诊者或者需要排除肿瘤者

5. 治疗和预后

根据本病的发病机制，免疫调节治疗是病因治疗，绝大多数患者通过免疫调节治疗反应良好，应尽早启动。包括 IVIG、激素、硫唑嘌呤、环磷酰胺、利妥昔单抗等药物和血浆置换等治疗措施。

抗癫痫药物对神经性肌强直等周围神经过度兴奋症状可能有效。其他可参照一般脑炎的管理措施。

对于伴有胸腺瘤的患者，外科手术切除可能有效。

此外，应特别重视本病中可能出现的自主神经症状，这些症状可能对单纯对症治疗无效，而免疫调节治疗有效。病程中应密切监测。

虽然本病报道尚不多，但总体来说对免疫调节治疗反应良好者，预后较好。伴有胸腺瘤的患者预后欠佳。

（王锐　陈彬）

延伸阅读

[1] Olsen AL，Lai Y，Dalmau J，et al. Caspr2 autoantibodies target multiple epitopes.Neurol Neuroimmunol Neuroinflamm，2015，2（4）：e127.

[2] Sunwoo JS，Lee ST，Byun JI，et al.Clinical manifestations of patients with Caspr 2 antibodies.J Neuroimmunol，2015，281：17-22.

[3] Lancaster E，Huijbers MG，Bar V.Investigations of Caspr2，An autoantigen of encephalitis and neuromyotonia. Ann Neurol，2011，69（2）：303-311.

[4] Li Y1，Ren H，Ren M，et al.Morvan syndrome plus thyroid dysfunction：A case with chronic mercury exposure.Neurol India，2014，62（2）：218-219.

[5] Rosch RE，Bamford A，Hacohen Y，et al.Guillain-Barré syndrome associated with Caspr 2 antibodies：Two paediatric cases.J Peripher Nerv Syst，2014，19（3）：246-249.

[6] Irani SR，Alexander S，Waters P，et al.Antibodies to Kv1 potassium channel-complex proteins leucine-rich，glioma inactivated 1 protein and contactin-associated protein-2 in limbic encephalitis，Morvan's syndrome and acquired neuromyotonia. Brain，2010，133（9）：2734-2748.

[7] 崔丽英，关鸿志 . 重视脑炎的病因诊断 . 中华神经科杂志，2014，47（7）：446-448.

[8] Körtvelyessy P，Bauer J，Stoppel CM，et al.Complement-associated neuronal loss in a patient with Caspr 2 antibody-associated encephalitis.Neurol Neuroimmunol Neuroinflamm，2015，2（2）：e75.

[9] Klein CJ，Lennon VA，Aston PA，et al.Chronic pain as a manifestation of potassium channel-complex autoimmunity.Neurology，2012，79（11）：1136-1144.

[10] Becker EB，Zuliani L，Pettingill R，et al.Contactin-associated protein-2 antibodies in non-paraneoplastic cerebellar ataxia.J Neurol Neurosurg Psychiatry，2012，83（4）：437-440.

[11] Shin YW，Lee ST，Shin JW，et al.VGKC-complex/LGI1-antibody encephalitis：Clinical manifestations and response to immunotherapy.J Neuroimmunol，2013，265（1-2）：75-81.

[12] Poliak S，Gollan L，Martinez R，et al.Caspr2，a new member of the neurexin superfamily，is localized at the juxtaparanodes of myelinated axons and associates with Kt channels.Neuron，1999，24（4）：1037-1047.

[13] Montojo MT, Petit-Pedrol M, Graus F, et al.Clinical spectrum and diagnostic value of antibodies against the potassium channel related protein complex. Neurologia, 2015, 30（5）：295-301.
[14] 王佳伟，宋兆慧 . 细胞表面抗原抗体相关脑炎 . 中国实用内科杂志，2012，32（12）：826-829.

病例 10

【主诉】

女，58 岁，发作性左侧面部及左侧肢体麻木 5 个月，发作性意识障碍伴肢体抽搐 1 个月。

【现病史】

患者 5 个月前于情绪激动后出现左侧面部及左侧肢体麻木感，持续 2 ～ 5s，每天 10 ～ 20 次，外院诊断为焦虑状态，给予口服药物治疗（具体不详），症状无明显改善，2 个月前无明确诱因出现发作性大脑空白感，每次持续数秒钟，每日发作 2 ～ 3 次，外院磁共振检查可见左侧颞叶异常信号，腰椎穿刺检查未见明确异常，亦未给予特殊治疗。1 个月前患者于睡眠中出现肢体抽搐、表现为双上肢屈曲，双下肢强直，意识不清，双眼上翻，口吐白沫，尿失禁，5min 后抽搐缓解入睡，遂于当地医院就诊，磁共振提示双侧颞叶肿胀，诊为“病毒性脑炎”给予抗病毒及口服抗癫痫药物治疗，症状仍有发作，每周 1 ～ 2 次，发作表现相似，无明确诱因。意识恢复后，无明确肢体运动障碍，对发作过程无记忆。

【既往史、个人史及家族史】

既往史无特殊。否认癫痫、精神疾病家族史及其他遗传病史。

【神经系统专科查体】

精神智能状态：神志清楚，言语流利，远期、近期记忆力均有减退，定向力及理解判断力尚可，查体可合作。

脑神经：

Ⅰ：未查。

Ⅱ：双眼视力、视野粗测大致正常，眼底视盘（视神经乳头）边界清楚。

Ⅲ、Ⅳ、Ⅵ：上眼睑无下垂，眼球无外凸及内陷，双侧瞳孔等大等圆，直径 3mm，直接、间接对光反射灵敏，眼动充分，未引出眼震。

Ⅴ：双侧面部针刺觉对称存在，双侧角膜反射灵敏。

Ⅶ：面纹对称，双目闭合有力。

Ⅷ：双耳听力粗测正常。

Ⅸ、Ⅹ：腭垂居中，双侧软腭抬举力正常对称，咽反射对称存在。

Ⅺ：转颈、耸肩对称有力。

Ⅻ：伸舌居中，无舌肌萎缩、纤颤。

运动系统：肌肉容积正常，四肢肌力 5 级，四肢肌张力正常。

共济运动：双侧指鼻及跟膝胫试验稳准。

步态：正常步态。

反射：四肢腱反射正常对称，病理反射未引出。

感觉系统：深浅感觉、皮质感觉正常。

脑膜刺激征：阴性。

【辅助检查】

1. 实验室检查

血清及脑脊液常规、生化、病毒抗体、寡克隆区带、Hu、Yo、Ri、Ma 抗体以及 NMDA-R、AMPA1-R、AMPA2-R、GABA2-R，CASPR2 抗体检测均在正常范围。

血清及脑脊液 LGI1 抗体强阳性。

2. 电生理检查

脑电图：发作间期（interictal）及发作期（ictal）视频脑电图（video EEG）检查。发作间期 EEG 显示双侧额颞区慢波。简单部分性发作（左侧肢体麻木）EEG 未见明显背景节律变化及癫痫样放电。

3. 影像学检查

发病 3 个月头颅 MRI：可见左侧颞叶斑片状长 T1、长 T2 信号，Flair 序列高信号病灶，可见小片状强化（图 9-4）。

发病 4 个月头颅 MRI：双侧海马高信号病灶，伴肿胀（图 9-5，箭头所示）。

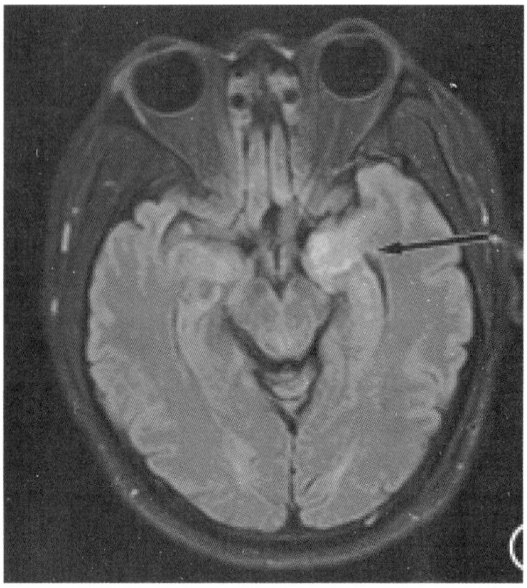

图 9-4 左侧颞叶斑片状长 T1、长 T2 信号，Flair 序列高信号病灶，可见小片状强化

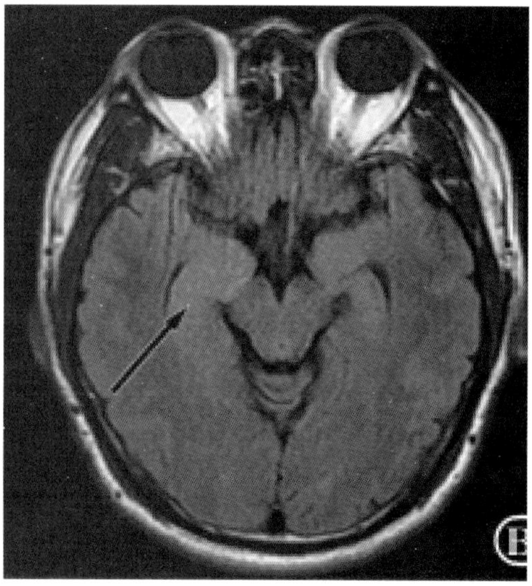

图 9-5 双侧海马高信号病灶，伴肿胀

4. 简易智能精神状态量表检测（Mini-Mental Stat Examination，MMSE）

MMSE 评分 22 分，为轻度认知功能障碍。

【诊疗经过】

患者老年女性，以癫痫及认知功能减退为主诉，电生理检查及影像学检查支持脑炎诊断，但患者无明确发热过程，血清及脑脊液病原学检查未见异常，不支持病毒性脑炎诊断，结合血清脑脊液 LGI1 抗体强阳性，诊断 LGI1 抗体阳性边缘系统脑炎。确诊之后，给予患者静点人血免疫球蛋白治疗，剂量 0.4g/（kg·d），疗程 5 天，疗程结束后，患者症状明显改善，在未服用抗癫痫药物的条件下，全面强直阵挛发作消失，复杂部分性发作 1 ~ 2 次 / 周，给予左乙拉西坦 0.5g，每日两次口服，症状完全控制。随诊 30 个月，症状控制良好。

发病后 18 个月磁共振成像双侧海马萎缩，左侧为主，无明显强化（图 9-6）；病后 30 个月双侧海马萎缩（图 9-7）。

【讨论】

抗 LGI1 抗体相关脑炎多见于中老年人群，起病中位年龄为 60 ~ 64 岁（36 ~ 92 岁），60% ~ 70% 为男性病例，单向病程为主，且有自发缓解倾向。是最常见的电压门控钾离子

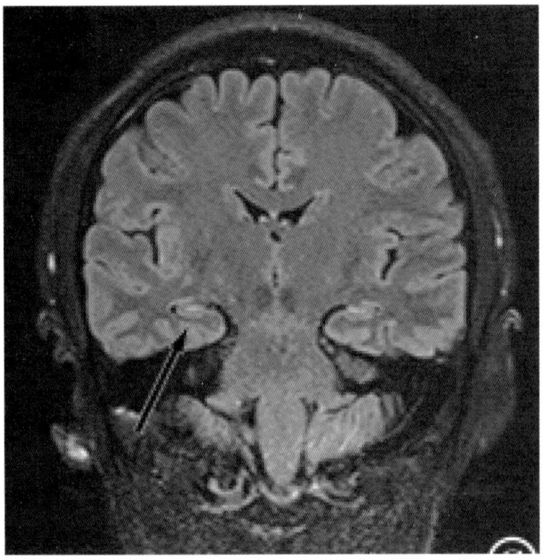

图 9-6　双侧海马萎缩（箭头所示）

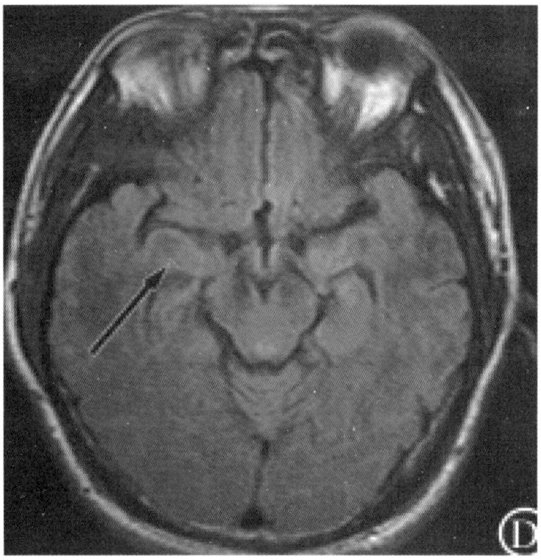

图 9-7　双侧海马萎缩（箭头所示）

通道抗体（voltage-gated potassium channel，VGKC）相关 AE。一项关于 700 例 ASE 的研究显示 LGI1 抗体阳性边缘系统脑炎发病率占自身免疫突触脑炎的 30% 左右，仅次于抗 NMDA 抗体脑炎（50%）。

自身免疫性脑炎（autoimmune encephalitis，AE）是一组因免疫系统紊乱，由体液免疫和（或）细胞免疫为主介导的中枢神经系统自身免疫性疾病，可累及从幼儿至老年人的所有人群。以急性或亚急性发作的精神症状、认知障碍、癫痫及运动障碍等为主要临床特点。神经病理学上以淋巴细胞为主的炎症细胞浸润脑实质，并在血管周围形成套袖样结构为主要表现，虽类似病毒性脑炎改变，却不能在组织中检出病毒抗原、核酸及包涵体。

按照王得新教授在《自身免疫性脑炎现代概念与分类》一文中的分类，抗 LGI1 抗体相关脑炎属于特异性抗原抗体相关性 AE。实际上，抗 LGI1 抗体相关脑炎的概念就是在对边缘性脑炎（limbic encephalitis，LE）的不断认识中提出的。LE 的概念于 1968 年首次提出，早期认为它是肿瘤相关性疾病。随着抗神经元抗体的不断发现，LE 开始被认为是一种自身免疫性疾病。直到 2001 年，研究者发现了 VGKC 抗体，这极大地推动了对 LE 的再认识。进一步的研究发现，之前报道的 VGKC 抗体相关 LE 患者体内真正的靶抗原其实是一种跨突触复合物蛋白组分或细胞黏附分子，包括 LGI1 和 Caspr2（contactin-associated protein-like 2）。进而可以将这些抗神经元抗体分为以抗 Hu、Ma2 及 CV2（CRMP5）抗体为代表的抗胞内抗原抗体和以抗 NMDA 受体、AMPA 受体 1、AMPA 受体 2、GABAB 受体、LGI1 及 Caspr2 抗体为代表的抗神经元表面抗原抗体。抗胞内抗原抗体相关 AE 通常与肺癌、睾丸癌或其他癌症相关，脑组织中 T 淋巴细胞浸润明显，免疫治疗效果差。抗神经元表面抗原抗体相关 AE 多与胸腺瘤、畸胎瘤以及霍奇金淋巴瘤相关，由抗体本身致病，对免疫治疗疗效好。因此，抗 LGI1 抗体相关脑炎应该属于特异性抗原抗体相关性 AE 中的抗神经元表面抗原抗体相关性 AE。

1. 发病机制

LGI1 是由癫痫相关基因 LGI1 编码的一种分泌蛋白，与两种癫痫相关蛋白突触前 ADAM23 和突触后 ADAM22 相互作用，组成跨突触蛋白复合物，包括突触前 Kv1.1/Kv1.2

钾离子通道和突触后支架蛋白。LGI1 突变可引起合并听觉症状的常染色体显性遗传部分性癫痫。LGI1 基因敲除鼠体内可见抑制性神经元中 AMPA 受体功能下降，突触兴奋性增加，以及谷氨酸释放增加。敲除 LGI1、ADAM22、ADAM23 或 Kv1 基因的鼠模型可见严重癫痫表现和早期死亡。由此可见，这些蛋白质在基因和功能上的相关性。LGI1 可能通过上调体内突触前 Kv1.1 钾通道活性，减少突触前释放，从而影响神经传递，该作用机制可能与患者癫痫发病相关。下丘脑和肾共同表达 LGI1，则可能与低钠血症有关。总地来说，抗 LGI1 抗体相关脑炎以自身抗体导致的神经元胞膜受体、突触蛋白功能改变、炎性细胞因子通路激活为发病机制，一般较少导致神经元坏死与微出血。

2. 临床表现

除了一些 AE 共有的临床表现外，癫痫、快速进展性可治愈的认知障碍、低钠血症是抗 LGI1 抗体相关脑炎相对特异的临床症状。

与上述发病机制直接相关，抗 LGI1 抗体相关脑炎的一个突出的临床特点是癫痫发作，而且癫痫可先于其他症状出现。抗 LGI1 抗体相关脑炎的癫痫发作可表现为复杂部分性内侧颞叶癫痫发作、全身强直 - 阵挛发作、猝倒发作、伴有立毛肌收缩的单纯部分发作、非惊厥性癫痫持续状态等。具有诊断意义的发作类型是为面部 - 上肢的不自主运动样癫痫发作（faciobrachial dystonic seizures，FBDS）。最初，Irani 等对 FBDS 的定义是：发作时间极为短暂（通常 < 3s）且频率非常频繁（最高约为 50 次 / 天），表现为累及手臂和同侧面部、大腿和躯干的肌张力障碍发作；部分患者可有任意一侧肢体发作，多数仅为固定单侧肢体发作。随后，FBDS 范畴更为丰富，发作时间最长可达 30s，可包括同步双侧阵发性肌张力障碍发作等形式，并可能出现听觉先兆、手部自动症，意识状态改变甚至失语等典型癫痫症状学特征。FBDS 与抗 LGI1 抗体相关脑炎高度相关，且多为首发表现，多数患者 FBDS 症状出现时，可不伴有其他脑炎急性期典型表现，即 FBDS 可能是抗 LGI1 抗体相关脑炎最早的独立临床症状。目前，虽然对 FBDS 在痫性发作中的分类归属有争议，但普遍认为 FBDS 是抗 LGI1 抗体相关脑炎最早最特征性的表现，对诊断和治疗具有重要意义。对于反复出现 FBDS 症状的患者，进行 VGKC 复合体抗体或 LGI1 抗体检测并及时开始免疫抑制治疗，不仅能有效控制癫痫发作，还可阻止脑炎病情进展。

低钠血症在抗 LGI1 抗体相关脑炎中比较常见，60% ~ 80% 的患者可出现，并且通常表现为难以纠正的顽固性低钠血症，大多数病例属于抗利尿激素分泌异常综合征。

由于神经元表面抗体的介导作用，抗 LGI1 抗体相关脑炎会出现快速进展的认知障碍，与快速进展性痴呆类似。症状包括亚急性或急性出现的定向力障碍，顺行性记忆力减退等。与快速进展性痴呆认知障碍不同的是，抗 LGI1 抗体相关脑炎认知障碍是可治愈的，对免疫治疗反应较好。

焦虑、偏执行为、激惹等精神症状也常见于抗 LGI1 抗体相关脑炎患者病程的急性期。

自主神经系统受累症状在抗 LGI1 抗体相关脑炎患者中虽然并不常见，但需要引起足够重视。特别是当临床上发现 AE 症状合并心动过缓表现时，需要高度怀疑抗 LGI1 抗体相关脑炎。

此外，大部分抗 LGI1 抗体相关脑炎患者不存在恶性肿瘤，少数（约 5 %）仍可见胸腺瘤、小细胞肺癌或前列腺癌。

3. 辅助检查

脑脊液检验结果是诊断的关键指标，检出抗 LGI1 抗体对本病具有确诊意义。LGI1-Ab

相关边缘性脑炎患者的脑脊液检查多为轻度炎症改变，淋巴细胞及蛋白质升高均不明显，23%的患者脑脊液检查正常，35% 的患者脑脊液蛋白质呈非特异性轻度增高（常 < 100mg/dl）。个别患者脑脊液细胞数轻度增多，一般为 5 ～ 30 个 / 微升。因此，明显的脑脊液异常或脑脊液免疫球蛋白生成异常更支持副肿瘤性边缘性脑炎而不支持抗 VGKC 边缘性脑炎。此外，Vincent 等报道 10 例血清抗 LGL1 抗体阳性的患者，仅 5 例脑脊液抗体阳性，且其滴度为血清的 1% ～ 10% 不等。

脑电图在诊断中有重要意义，常规脑电图可表现为一侧或双侧颞叶癫痫样放电，局灶或弥漫性慢波活动等非特异性表现。对于临床表现最为特异的 FBDS，视频脑电图对其检出和鉴别有重要价值。癫痫样放电往往位置较深，必要时可以通过深部蝶骨电极记录捕捉放电。通常患者发作间期脑电图正常或者出现以颞额区为著的局灶性慢波、尖波。录像对 FBDS 和与运动障碍鉴别诊断具有重要价值，建议对于发作形式不明确、癫痫发作控制不佳者，进行视频脑电图检查并注意定期复查。

与 AE 相比，抗 LGI1 抗体相关脑炎头部 MRI 表现不具有特异性。与病程相关，早期可以有颞叶、海马、额叶、基底节等异常信号，后期可能出现脑萎缩和海马硬化征象。典型的改变是 T2WI 和 DWI 序列上累及颞叶内侧的高信号。在一部分患者中，头 MRI 表现正常。Irani 等对 8 例 VGKC-Ab 相关边缘性脑炎行 FDG-PET 检查，其中有 4 例出现基底核高代谢表现，其他异常代谢表现还有：颞叶代谢异常、基底核代谢减低等。另外，Kamaleshwaran 等也有类似报道。

在血液检查中，血清检出抗 LGI1 抗体和低钠等电解质紊乱可能会对诊断提供帮助。

建议对 LGI1-LE 患者特别是老年患者，尤其是在免疫治疗无效时，有必要进行适当的全身肿瘤筛查。PET-CT 被认为是筛查全身肿瘤最为敏感的检查。考虑到 PET-CT 检查并未普及以及费用问题，最基本的检查应包括胸部 CT，腹部、盆腔超声以及肿瘤标志物的筛查。对于伴发肿瘤的 LE 患者，肿瘤的成功治疗可以改善神经系统症状。

4. 诊断和鉴别诊断

神经元表面抗体相关脑炎尚无统一诊断标准，亦无抗体阳性滴度判断一致标准，普遍共识认为：应结合临床表现、抗体检测结果和滴度以及免疫抑制治疗反应进行诊断。首先患者应符合自身免疫性脑炎的诊断标准：亚急性起病（从数天到 12 周），短期记忆丧失，癫痫发作，意识模糊，精神症状表现出边缘系统被累及；神经病理学或影像学证据表现边缘系统被累及；排除边缘系统障碍的其他可能病因。同时患者血液及脑脊液的 LGI1 抗体均为阳性。目前认为，确诊抗 LGI1 抗体相关脑炎主要根据特征性的症状 + 脑脊液中通过转染细胞免疫荧光法（CBA）法检测到抗 LGI1 抗体。

抗 LGI1 抗体相关脑炎需要鉴别的疾病包括：感染性疾病（单纯疱疹病毒性脑炎、神经梅毒、多灶性脑白质病、狂犬病、克雅氏病）、代谢紊乱（代谢性脑病、桥本氏脑病）、全身性自身免疫性疾病（干燥综合征、系统性红斑狼疮、抗磷脂综合征）、恶性肿瘤（淋巴瘤、神经胶质细胞瘤）、退行性疾病（阿尔茨海默病、Lewy 小体痴呆、额颞叶痴呆）、其他（中枢神经系统血管炎、颞叶癫痫、非癫痫持续状态、短暂性全面遗忘症、急性脱髓鞘性脑脊髓炎、可逆性后部脑病综合征、中毒 、酒精戒断综合征、精神障碍）。这其中，与病毒性脑炎的鉴别目前仍是一个难题，因为在症状、脑脊液常规以及影像学受累部位在两种疾病上有一定重叠性，而且抗 LGI1 抗体相关脑炎与病毒感染关系尚不明确。

5. 治疗和预后

免疫抑制治疗是首选治疗方法，也是病因治疗。能有效阻止疾病的进展、降低致残率及死亡率。包括 IVIG、激素冲击治疗以及血浆置换等一线疗法，以及硫唑嘌呤、环磷酰胺、利妥昔单抗等二线治疗措施。对一线免疫治疗无效，应及时启用二线治疗。现有的研究表明，越早治疗，患者的预后可能会越好，早期给予激素和丙种球蛋白冲击治疗可使病人痊愈。当然，治疗之前患者体内 LGI1 受体的滴度水平也是非常重要的。有研究表明，经免疫治疗患者体内抗体滴度下降和临床症状好转是一致的。有些学者认为，关于该病的治疗，应在大剂量应用甲泼尼龙冲击后及早静脉应用丙种球蛋白或血浆置换，以便获得较好的临床效果。但也有学者认为静脉应用丙种球蛋白和血浆置换的作用都是有限的，且血浆置换的副作用较大，而静脉应用激素可以使患者的临床症状很快得到改善，且避免了血浆置换潜在的严重的副作用的发生。

由于报道的病例数还很少，目前尚无推荐的标准免疫治疗方案，包括治疗方式选择、治疗时间等，但普遍认为应在确诊后早期给予积极的免疫抑制治疗。

抗癫痫药物对 FBDS 及其他癫痫发作控制不佳。在一些患者中，早期对抗癫痫药物反应较好，而在后期会转化为难治性癫痫，这可能与神经元表面抗体和部分隐源性药物难治性癫痫存在共同通路有关。疾病早期如未及时干预，FBDS 发作频率会随着抗 LGI1 抗体相关脑炎急性期症状加重而逐步增多。而早期接受免疫抑制治疗的患者，在发作症状得到控制后基本获得痊愈，不再出现其他症状。与之类似的是顽固性低钠血症也会在免疫抑制治疗后通过单纯补钠缓解或自行缓解。因此在积极病因治疗（一线或二线免疫治疗）的基础上进行对症（如针对癫痫、低钠血症、精神症状）治疗才能达到较好的治疗效果。

此外，应加强对患者的管理，包括：对精神行为异常、不自主运动患者予以保护性约束；注意观察生命体征，有无自主神经功能紊乱表现，如出现应予以预防或处理措施；需监测、预防和及时处理肺部、泌尿系统的感染；禁用或慎用镇静药，尤其是超大剂量与多种镇静药合并使用；需要警惕合并肿瘤者出现肿瘤恶化。

目前研究认为抗 LGI1 抗体相关脑炎整体预后良好。有研究表明，血和脑脊液抗体的滴度、是否合并肿瘤与患者的预后是存在相关性的。在治疗上早期、足量使用免疫治疗可明显改善预后，还可以显著减少复发率。

（刘伟　陈彬　唐鹤飞）

延伸阅读

[1] Thieben MJ，Lennon VA，Boeve BF，et al. Potentially reversible autoimmune limbic encephalitis with neuronal potassium channel antibody. Neurology，2004，62：1177-1182.

[2] 王得新，刘磊 . 自身免疫性脑炎现代概念与分类 . 中国实用内科杂志，2012，11：824-825.

[3] 王得新 . 关于边缘性脑炎 . 中国现代神经疾病杂志，2011，11：489-490.

[4] Yuasa T，Fujita K. Limbic encephalitis：History，symptoms，and the latest classification. Brain Nerve，2010，62：817-826.

[5] Ramanathan S，Mohammad SS，Brilot F，et al. Autoimmune encephalitis：Recent updates and emerging challenges. J Clin Neurosci，2014，21：722-730.

[6] Irani SR，Alexander S，Waters P，et al. Antibodies to Kv1 potassium channel-complex proteins leucine-rich,

glioma inactivated 1 protein and contactin-associated protein-2 in limbic encephalitis, Morvan's syndrome and acquired neuromyotonia. Brain, 2010, 133: 2734-2748.

[7] Fukata Y, Lovero KL, Iwanaga T, et al. Disruption of LGI1-linked synaptic complex causes abnormal synaptic transmission and epilepsy. Proc Natl Acad Sci USA, 2010, 107: 3799-3804.

[8] Zhou YD, Lee S, Jin Z, et al. Arrested maturation of excitatory synapses in autosomal dominant lateral temporal lobe epilepsy. Nat Med, 2009, 15: 1208-1214.

[9] Lai M, Huijbers MG, Lancaster E, et al. Investigation of LGI1 as the antigen in limbic encephalitis previously attributed to potassium channels: A case series. Lancet Neurol, 2010, 9: 776-785.

[10] Irani SR, Michell AW, Lang B, et al. Faciobrachial dystonia seizures precede LGI1 antibody limbic encephalitis. Ann Neurol, 2011, 69: 892-900.

[11] Irani SR, Stagg CJ, Schott JM, et al. Faciobrachial dystonic seizures: The influence of immunotherapy on seizure control and prevention of cognitive impairment in a broadening phenotype. Brain, 2013, 136: 3151-3162.

[12] Sen A, Wang J, Laue-Gizzi H, et al. Pathognomonic seizures in limbic encephalitis associated with anti-LGI1 antibodies. Lancet, 2014, 383: 2018.

[13] Szots M, Martoxi A, Kover F, et al. Natural course of LGI1 encephalitis: 3~5 years of follow-up without immunotherapy. J Neurol Sci, 2014, 343: 198-202.

[14] Irani SR, Vincent A. The expanding spectrum of clinically -distinctive, immunotherapy-responsive autoimmune encephalopathies. Arq Neuropsiquiatr, 2012, 70: 300-304.

[15] Naasan G, Irani SR, Bettcher BM, et al. Episodic bradycardia as neurocardiac prodrome to voltage-gated potassium channel complex/leucine-rich, glioma inactivated 1 antibody encephalitis. JAMA Neurol, 2014, 71: 1300-1304.

[16] Malter MP, Frisch C, Schoene-Bake JC, et al. Outcome of limbic encephalitis with VGKC-complex antibodies: Relation to antigenic specificity. J Neurol, 2014, 261: 1695-1705.

[17] Striano P. Faciobrachial dystonic attacks: Seizures or movement disorder?Ann Neurol, 2011, 70: 179-180.

[18] Jarius S, Hoffmann L, Clover L, et a1. CSF findings in patients with voltage gated potassium channel antibody associated limbic encephalitis. J Neurol Sci, 2008, 268 (1-2): 74-77.

[19] Lai M, Huijbers MG, Lancaster E, et al. Investigation of LGI1 as the antigen in limbic encephalitis previously attributed to potassium channels: A case series. Lancet Neurol, 2010, 9: 776-785.

[20] Paterson RW, Zandi MS, Armstrong R, et al. Clinical relevance of positive voltage-gated potassium channel (VGKC) -complex antibodies: Experience from a tertiary referral centre. J Neurol Neurosurg Psychiatry, 2014, 85: 625-630.

[21] Heine J, Prüss H, Bartsch T, et al. Imaging of autoimmune encephalitis-relevance for clinical practice and hippocampal function. Neuroscience, 2015 doi: 10. 1016/j. neuroscience. 2015. 05. 037.

第 10 章　Graves 病合并颈内动脉狭窄 / 闭塞

病例 11

【主诉】

女，41 岁，突发言语不清、右侧肢体无力 2 月余，再发右侧肢体无力 10 天。

【现病史】

入院前 2 月，患者在活动中突然出现言语不清，右侧肢体无力，表现为右手持物不能，不能独立站立，需在他人搀扶下行走。不伴头痛、呕吐、视物旋转、复视、肢体抽搐、意识障碍等。测血压正常（具体数值不详），就诊于当地市医院，诊为“脑梗死”给予阿司匹林 100mg/d、阿托伐他汀钙 20 毫克 / 次，每晚服用，治疗 1 周，患者上述症状无明显改善。遂就诊当地省立医院，行全脑血管造影显示“右侧颈内动脉床突上段闭塞，左侧颈内动脉床突上段狭窄，双侧大脑前中动脉由基底动脉经后交通动脉代偿供血，左侧大脑后动脉起始段狭窄”，诊断为“脑梗死，烟雾病”，给予阿司匹林 100mg，qd 及氯吡格雷 75mg，qd 双联抗血小板等治疗。住院期间，检查显示血 T_3、T_4 水平明显增高（具体数值不详）。追问病史，患者近 1 年出现易饥饿，怕热等现象，诊断为“甲状腺功能亢进”。给予口服甲巯咪唑（10mg tid）、普萘洛尔（10 mg tid）治疗，患者肢体无力及言语不清好转，基本恢复到发病前水平出院。入我院前 10 天，患者无明显诱因再次出现右侧肢体无力，持物及行走困难，伴言语不清，不能听懂他人话语，不伴明显头痛及意识障碍。

【既往史、个人史及家族史】

10 年前行绝育手术。否认高血压病、糖尿病病史，否认有短暂性脑缺血发作史，否认有口服避孕药病史，否认药物过敏史。

【神经系统专科查体】

精神智能状态：不完全性混合性失语，高级神经活动检查欠合作。

脑神经

Ⅰ：未查。

Ⅱ：双眼视力、视野粗测正常，眼底视盘边界清楚。

Ⅲ、Ⅳ、Ⅵ：上眼睑无下垂，眼球无外凸及内陷，双侧瞳孔等大等圆，直径 3mm，直接、间接对光反射灵敏，眼动充分，未引出眼震。

Ⅴ：双侧面部针刺觉对称存在，双侧角膜反射灵敏。

Ⅶ：右侧鼻唇沟浅，伸舌不合作。

Ⅷ：双耳听力粗测正常。

Ⅸ、Ⅹ：腭垂居中，双侧软腭抬举力正常对称，咽反射对称存在。

Ⅺ：转颈、耸肩对称有力。

Ⅻ：伸舌居中，无舌肌萎缩、纤颤。

运动系统：肌肉容积正常，右侧上肢肌力 4 级，右侧下肢肌力 3 级，左侧肢体肌力 5 级；右侧肢体肌张力低。

共济运动：不合作。

步态：偏瘫步态。

反射：右侧肢体腱反射较左侧减弱，双侧掌颌反射阳性，双侧 Hoffmann 征阴性，左侧 Pussep 征阳性，右侧 Babinski 征阳性。

感觉系统：不合作。

【辅助检查】

1．影像学检查

颅脑磁共振成像：左侧额颞顶枕、脑干多发性缺血梗死灶，双侧乳突炎可能性大。双侧颈内动脉未显示，后交通动脉代偿双侧大脑前动脉和大脑中动脉，大脑前动脉和大脑中动脉纤细；右侧大脑后动脉较对侧粗（图 10-1、10-2）。

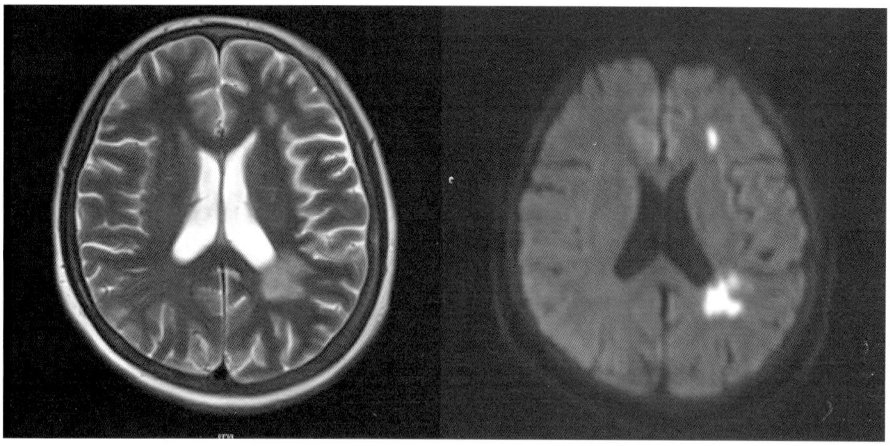

图 10-1 A：轴位 MR T2 加权像显示左侧额颞、顶枕交界区散在片状长 T2 信号。B：轴位弥散加权成像（diffusion weighted imaging，DWI）显示上述病灶高信号影

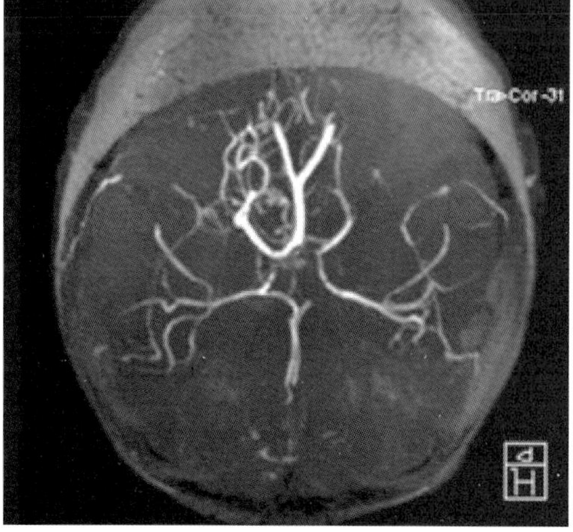

图 10-2 磁共振血管成像（magnetic resonance angiography，MRA）可见双侧颈内动脉未显示，双侧大脑前动脉、中动脉纤细

全脑数字减影血管造影（digital subtract angiography，DSA）：双侧颈内动脉纤细，右侧颈内动脉床突上段闭塞，左侧颈内动脉床突上段狭窄，双侧大脑前动脉和大脑中动脉由基底动脉经后交通动脉代偿供血，左侧大脑后动脉起始段狭窄（图 10-3）。

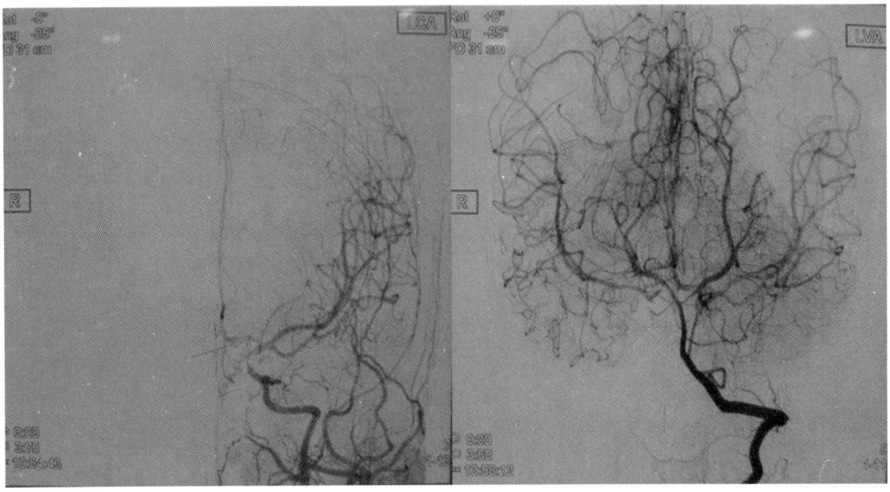

图 10-3　全脑血管造影数字减影（digital subtract angiography，DSA）　A：显示左侧颈内动脉床突上段狭窄，（红色箭头所示）；B：双侧大脑中动脉及大脑前动脉由基底动脉经后交通动脉供血

颈部血管超声：双侧颈内动脉内膜光滑，未见内膜增厚及斑块。右侧颈内动脉外管径偏细，管径内低回声充填，未见血流信号，左侧颈内动脉管腔内检断续暗淡血流信号，探及低速高阻血流频谱。双侧椎动脉及锁骨下动脉见明显异常，血流流速及频谱形态在正常范围。提示：右侧颈内动脉闭塞，左侧颈内动脉远端闭塞可能性大。

四肢血管超声：双侧腋、肱、尺、桡动脉走行正常，内膜光滑，管腔无狭窄。双侧股、腘、胫前、胫后、腓动脉走行正常，内膜欠光滑，可见点状回声，管腔无狭窄。四肢静脉系统无异常。

甲状腺超声：甲状腺体积增大，腺体表面光滑，右叶 6.3cm × 2.7cm × 1.4cm，峡厚 0.7cm，左叶 6.1cm × 2.6cm × 2.5cm，腺体回声不均匀，未见明显结节回声，腺体血流信号丰富。

心脏超声：左心房前后径均值为 36mm（较正常值增大），二尖瓣少量反流，三尖瓣中量反流，肺动脉高压（轻度）。

2. 实验室检查

红细胞沉降率、抗链 O、类风湿因子、尿常规、便常规及潜血、乙肝五项、丙肝抗体、梅毒抗体、凝血象均正常。抗核抗体谱、抗心磷脂抗体、抗中性粒细胞胞质抗体均阴性。

甲状腺功能（服用甲巯咪唑 1 个月后）：三碘甲状腺原氨酸（T_3）2.49nmol/L（正常范围：0.89 ~ 2.44nmol/L），甲状腺素（T_4）137.77 nmol/L（正常范围 62.68 ~ 150.84nmol/L），超敏促甲状腺素 0.001μIU/ml（正常范围 0.35 ~ 4.94mIU/ml），游离 T_3 7.89pmol/L（正常范围 2.63 ~ 5.70pmol/L），游离 T_4 7.89pmol/L（正常范围 9.00 ~ 19.04pmol/L）。

甲状腺过氧化物酶抗体 > 1000.0IU/ml（正常范围 0 ~ 12IU/ml），甲状腺球蛋白抗体 245.7IU/ml（正常范围 0 ~ 34IU/ml），促甲状腺受体抗体阳性。

血常规：白细胞 5.15×10^{9}/L，红细胞绝对值 3.96×10^{12}/L，血红蛋白 101g/L，白细胞比容 0.316，红细胞平均体积 79.8fl。

血生化：丙氨酸转移酶 15U/L，三酰甘油 0.52mmol/L，总胆固醇 2.02mmol/L，高密度脂蛋白 1.15mmol/L，低密度脂蛋白 0.8mmol/L，血钾 3mmol/L。肾功能、血糖、尿酸正常。

3. 其他检查

心电图：窦性心律不齐。

【诊疗经过】

本例患者具有较为典型的高代谢症状，在外院和我院化验甲状腺功能均在异常范围，且促甲状腺受体抗体阳性，符合 Graves 病的诊断标准。患者中年女性，无高血压、糖尿病等动脉粥样硬化的危险因素，全脑 DSA 及 MRA 显示其双侧颈内动脉闭塞或严重狭窄，因此，我们考虑该患者为 Graves 病合并颈内动脉狭窄 / 闭塞。

治疗上，改善血流动力学，治疗甲亢及甲状腺素造成的易栓塞状态是治疗的重点。持续的甲状腺毒血症会引起动脉的不可逆损伤，因此早期诊断就显得极为重要，一旦诊断明确，在治疗脑缺血的同时，给予抗甲状腺毒性治疗。

目前认为，对甲亢未控制和控制不良的患者实施血管重建手术如动脉搭桥术治疗风险较大。是否需要手术治疗还依赖于血管的改变及症状。对于该患者我们给予内科保守治疗，经过与神经外科讨论，认为目前患者甲亢仍未控制，血管环境仍未得到有效的改善，尚不具备手术条件。待甲状腺激素水平稳定后，进一步做血管评估，以决定是否手术及方案。

【讨论】

Graves 病（Graves disease，GD）是一种器官特异性自身免疫病，属自身免疫性甲状腺疾病（autoimmune thyroid disease，AITD），是甲状腺功能亢进症中最多见的一种 AITD。其患病率约为 1% ～ 2%。患者主要临床表现为高代谢综合征，部分患者可以出现甲状腺相关眼病、胫前黏液性水肿和（或）肝损害。Graves 病是以遗传为背景，在感染、药物、精神刺激等环境因素作用下，诱发体液免疫和细胞免疫功能紊乱导致甲状腺肿大、甲状腺功能亢进的临床综合征。它的发病因素主要有遗传因素、环境因素、自身免疫 3 类。这些因素共同作用，通过甲状腺自身抗原作用于 T 细胞、B 细胞等免疫细胞，导致自身免疫疾病的发生。

烟雾病（Moyamoya disease，MD）又名脑底异常血管网，是一组以颈内动脉虹吸部及大脑前、中动脉起始部狭窄或闭塞，脑底出现异常的小血管网为特点的脑血管病。因脑血管造影时呈现许多密集成堆的小血管影，似吸烟时吐出的烟雾，故名烟雾病。烟雾病的发病特征是以双侧颈内动脉末端及大脑前、中动脉起始部动脉内膜缓慢增厚，动脉管腔逐渐狭窄以致闭塞，且在颅底闭塞血管周围伴有异常新生血管网。烟雾病患者首次在日本发现并被报道，并且到目前为止，日本是烟雾病发病病例最多的国家，除日本之外，在中国、韩国、朝鲜及一些东南亚国家也报道了烟雾病，美国、欧洲等地区的发病率远低于亚洲。其发病机制并不十分清楚，推测是由于与血管平滑肌上的沉淀物及相关的慢性炎症反应导致管腔的慢性闭塞。

烟雾综合征（Moyamoya syndrome，MMS）则是临床和影像表现类似烟雾病而可能存在血管狭窄致病因素的一组综合征，常见的合并的疾病包括：镰状细胞贫血、神经纤维瘤病、21- 三体综合征、丘脑下部 - 垂体 - 功能障碍、再生障碍性贫血、抗心磷脂综合征、钩端螺旋体病、结节性硬化、颅脑放射脑病和自身免疫性甲状腺疾病等。

1. Graves 病与烟雾综合征的关系

近些年来，Graves 病合并颅底异常血管网病引起越来越多的关注，但目前相关的临床及基础研究和文献报道仍然较少。虽然对于 Graves 病合并颅底异常血管网病的认识有许多尚不明确，但 Graves 病与颅底异常血管网病的共同存在并非偶然，目前普遍认为两者存在一定的关系。

Graves 病可合并多种颅内外血管病变，既有典型的烟雾病，也可单独出现颅内动脉狭窄或颈总动脉狭窄等。一部分脑血管改变不完全符合烟雾病诊断标准的病例被认为是一种变异类型或者烟雾病早期血管改变，随着疾病的进展，这些病例的颅内血管有可能发展成为烟雾样改变。综合目前文献报道，Graves 病合并的颅底异常血管网病被归为烟雾综合征可能更为准确。

无论是何种类型，Graves 病合并烟雾综合征以女性多见，发病年龄为 10 ～ 54 岁之间，平均发病年龄为 30 岁，主要表现为短暂性脑缺血发作和脑梗死，少数表现为脑出血。

2．Graves 病合并烟雾综合征的机制

目前，有关 Graves 病合并烟雾综合征的发病机制并不确切，可能的发病原因包括以下几个方面：动脉粥样硬化可能将 Graves 病与烟雾综合征联系到一起并互相影响，Graves 病导致的代谢改变和血流动力学异常促进了脑缺血事件的发生，遗传因素在 Graves 病和烟雾综合征发病中起着重要的作用，自身免疫机制引起感染后的自身免疫炎症影响了 Graves 病和烟雾综合征的发展，烟雾综合征和 Graves 病有明显家族倾向，均存在免疫基因表达的异常，提示二者可能存在共同的遗传基础。

（1）遗传因素可能是 Graves 病与烟雾综合征的共同基础

国外文献报道过母亲和女儿同时患 Graves 病合并烟雾病的报告，其母亲 Graves 病病史 20 余年，另一未见任何临床症状的女儿 21 岁时也在颅脑血管 MRA 检查中发现左侧颈内动脉狭窄，该母亲家族系谱中有三个女性患者还有甲状腺疾病，这提示二者可能存在共同的遗传基础。Suzuki 等报道过 2 例烟雾病合并甲状腺功能亢进及 2 型糖尿病，并指出基因可能参与了这三者的发病机制。支持这一理论的还有其他的研究，如日本学者通过基因定位研究发现了 D6S441、17q25、3p24. 2-26、8q23 四个日本人家族烟雾病相关基因区域，并证实 HLA-DRB1*0405、HLA-DQB1*0502、HLA-DQB1*0401 和 HLA-B35 等位基因与烟雾病显著相关。还有研究发现，与健康对照者比较，烟雾病患者淋巴细胞免疫相关基因表达差异＞ 2 倍的基因有 32 个，表达增加的基因 19 个，表达降低的基因 13 个。Graves 病患者也存在免疫相关基因的异常，提示 Graves 病与烟雾综合征可能存在共同的遗传基础。

（2）Graves 病引起交感神经兴奋性升高

Graves 病患者体内多余的甲状腺激素引起患者的交感神经反应性兴奋性提高，这其中的机制可能是甲状腺素可使患者机体内儿茶酚胺的浓度升高，而儿茶酚胺通过酪氨酸水解酶的水解作用，转化成了高于正常浓度的去甲肾上腺激素，后者对增加交感神经兴奋性起着重要的作用。研究认为甲状腺素可以通过增加血管交感神经系统的敏感性，诱发脑血管收缩、降低脑灌注，颈内动脉的狭窄引起颈外动脉的血流量代偿性增加，颈外动脉的扩张刺激甲状腺产生更多的甲状腺激素，由此引发了一个恶性循环。

（3）自身免疫机制可能是共同病因

Graves 病是一种自身免疫疾病，患者机体内血管壁易堆积免疫复合物沉积，从而引起血管壁发生炎症反应，表现为内膜增生、血管壁纤维变性和血管壁增厚，这促进了缺血的发生。相关研究发现烟雾病患者存在抗自然 T 细胞和双链脱氧核苷酸的自身抗体，这提示烟雾病的发生可能可免疫炎症有关。T 细胞和相关细胞因子在 Graves 病的免疫反应中起重要作用，在烟雾病患者机体内 T 细胞功能失常可引起细胞异常增殖和脑血管功能改变。有研究通过临床发现 Graves 病患者联合类固醇和血浆置换治疗后，烟雾病的临床症状和血管炎性改变可逐步改变。T 细胞调节功能异常是烟雾病细胞增殖和血管调节功能异常与 Graves 病的共同病理环节。Ohba 等报道，1 例患者处于甲状腺功能低下时，出现偏瘫。由此看来，尽管目前大多数患者的免疫功能指标基本正常，但动脉壁的炎性反应变化被认为是二者合并发病的一个关键环节。

（4）动脉粥样硬化与二者并发症之间的联系

甲状腺功能亢进促进颈内动脉硬化。高同型半胱氨酸血症被认为是动脉粥样硬化和血管栓子的潜在危险因素，与糖耐量异常均可促进动脉粥样硬化的发生。游离甲状腺素水平与同型半胱氨酸及甲基丙二酸呈正相关，提示甲状腺毒症可能诱发高同型半胱氨酸血症。Graves 病患者体内多余的甲状腺激素增高，交感神经兴奋性增加，代谢率的增加使葡萄糖的消耗加快，同时糖原分解和糖异生作用增加。

（5）血流动力学改变

甲状腺激素水平升高提高了血管对交感神经系统的敏感性。导致动脉血管壁病理改变，最终血管闭塞。颈动脉分叉及脑底血管主要由颈上交感神经节的交感神经支配，研究显示在烟雾病患者中去除颈上交感神经节可以增加脑血流量的 18.8%。研究提示可能颈内动脉对甲状腺素的毒性更为敏感，特别是颈内动脉末端损害最为严重。血流动力学损害导致脑代谢和氧需求量增加，超过烟雾综合征患者颅底部已经形成的代偿血流侧支循环，这可能是甲状腺毒症加重烟雾综合征脑缺血或导致临床缺血事件发生的一个可能的病理机制。此外，Graves 病患者体内有水平较高的凝血因子Ⅷ，使患者机体处于高凝状态，联合甲状腺功能亢进的交感神经兴奋性增加作用，这些因素都进一步影响了烟雾综合征合并 Graves 病患者的血流动力学状态。在临床研究中发现，甲状腺功能亢进患者在刚接受抗甲状腺药物治疗、突然增加药物剂量或者如手术、碘放射治疗等引起甲状腺激素水平突然升高时，脑卒中发生的概率大大提高，因此，可以推测甲状腺激素水平的突然改变可以对烟雾综合征患者机体的血流动力学带来较大的影响，从而引起脑卒中。

3. 临床表现

烟雾病多见于儿童及青年，常见临床表现为：TIA、脑卒中、头痛、癫痫发作和智力减退等，可分为缺血型与出血型两种症状。而儿童患者以缺血性卒中或 TIA 为主，成年患者表现为出血性卒中为主。据文献报道发现，甲亢合并烟雾病患者多为成年女性，但以缺血型症状为主，且多发生于接受甲状腺药物治疗或加量时，这可能与体内甲状腺激素水平突然变化，导致血流动力学改变有关。另外，甲状腺素可增加脑功能代谢及耗氧量，并有缩血管效应，使脑灌注降低，而研究发现甲亢时血液处于高凝状态，且发生一定的血流动力学改变，加重了烟雾病患者缺血性卒中事件的发生。

4. 诊断

如前文所述，既然 Graves 病与烟雾综合征有一定的关系，提示我们对于无常见脑血管危险因素的青年脑卒中患者，特别是发现血管病变符合烟雾综合征的患者应该积极检查甲状腺功能。

根据 2009 年中华医学会内分泌学分会制定的《中国甲状腺疾病诊治指南》，少数病例可以无甲状腺肿大；③血清 TSH 浓度降低，甲状腺激素浓度升高；④眼球突出和其他浸润性眼征；⑤胫前黏液性水肿；⑥甲状腺 TSH 受体抗体（TRAb 或 TSAb）阳性。以上标准中，

①②③项为诊断的必备条件，④⑤⑥项为诊断的辅助条件。临床也存在 Graves 病引起的亚临床甲状腺功能亢进。

烟雾病的诊断主要依据临床表现和影像学检查。临床常用有创检查方法主要有数字减影血管造影（digital subtraction angiography，DSA），无创检查手段有 CT 及 CT 血管成像（computerized tomography angiography，CTA）、MRI 及磁共振血管成像（magnetic resonance angiography，MRA）、多普勒超声等。目前的诊断标准以日本卫生福利厅公布的烟雾病指南为主，主要包括：① ICA 虹吸部、ACA 及 MCA 起始部狭窄或闭塞；②颅底不同程度增生的异常血管网；③通常累及双侧血管；④排除其他病因。对烟雾病影像学诊断方法的荟萃分析认为：DSA 是目前诊断 MMD 的"金标准"，能够清楚地获得血管行程，明确血管狭窄或者闭塞的部位、程度及颅内外侧支循环交通状况，是否合并有动脉瘤等，还可根据造影结果选择适合手术吻合的血管。但作为有创检查，患者不易于接受，对检查者、设备要求高，检查时间长，费用高，伴有意识障碍的患者往往不能配合和耐受。因而，提高无创诊断方法的准确性是目前研究 MMD 诊断方法的方向之一，尤其对于合并 Graves 病患者，要求尽量避免使用碘造影剂，因此无创的 MRA、TCD 可能在诊断和随访中具有特殊优势。

5. 治疗

（1）内科治疗

目前认为，Graves 病合并烟雾综合征的缺血症状改善与甲状腺功能改善平行。因此，对于 Graves 病合并烟雾综合征的患者，除了常规脑血管病内科治疗外，通过治疗 Graves 病从而改善缺血症状变得十分重要。

通常 Graves 病经过 4 ～ 12 周的抗甲状腺药物治疗后，甲状腺毒症可以缓解。抗甲状腺药物（antithyroid drugs ，ATD）主要药物有甲巯咪唑（MMI）、丙硫氧嘧啶（PTU）。ATD 治疗 Graves 病的缓解率 30% ～ 70% 不等，平均 50%。适用于病情轻，甲状腺轻、中度肿大的甲亢病人。年龄在 20 岁以下、妊娠甲亢、年老体弱或合并严重心、肝、肾疾病不能耐受手术者均宜采用药物治疗。一般情况下治疗方法为：MMI 30 ～ 45mg/d 或 PTU 300 ～ 450mg/d，分三次口服，MMI 半衰期长，可以每天单次服用。当症状消失，血中甲状腺激素水平接近正常后逐渐减量。由于 T_4 的血浆半衰期为 7 天，加之甲状腺内储存的甲状腺激素释放约需要两周时间，所以 ATD 开始发挥作用多在 4 周以后。减量时大约每 2 ～ 4 周减药一次，每次 MMI 减量 5 ～ 10mg/d（PTU 50 ～ 100mg/d），减至最低有效剂量时维持治疗，MMI 约为 5 ～ 10mg/d，PTU 约为 50 ～ 100mg/d，总疗程一般为 1 ～ 1.5 年。起始剂量、减量速度、维持剂量和总疗程均有个体差异，需要根据临床实际掌握。近年来提倡 MMI 小量服用法，即 MMI15 ～ 30mg/d。治疗效果与 40mg/d 相同。治疗中应当监测甲状腺激素的水平。但是不能用 TSH 作为治疗目标。

随着甲状腺功能的恢复，绝大多数烟雾综合征缺血症状能得到改善。如前文所述，Grave 病合并烟雾综合征患者的颅内血流动力学会随着甲状腺激素水平波动而出现波动，因此，无论是通过抗甲状腺药物治疗或是放射性碘治疗 Grave 病时，均应当特别注意合理平稳地调整甲状腺激素水平。文献报道，甲亢合并烟雾病患者在甲状腺毒症期间进行血浆置换及激素治疗，可以短时间内改善症状，适用于急性期治疗。

（2）颅内外血管重建治疗

由于病例报道较少，传统的烟雾病血管重建术对于这类特殊的患者效果如何尚不明确。Endo 等学者提出血管重建术是甲亢合并烟雾病的最佳治疗方法，长期疗效好，可以预防复发。手术时机的选择也存在争议。目前普遍认为，由于对甲亢未控制和控制不良的患者实施血管重建手术风险较大，因此对于甲亢仍未控制，血管环境仍未得到有效改善的患者，尚不具备手术条件。然而由于 Graves 病无论药物或放射性碘治疗均有较高的复发率（15.0% ~ 52.7%），甲状腺毒症复发可能使烟雾综合征患者面临反复脑梗死或脑出血的风险。因此对于这类甲状腺功能正常后神经功能改善的烟雾综合征患者，有必要进行充分的脑血管及脑功能影像评估，在此基础上行颅内外血管重建手术。由于全麻手术可能诱发甲状腺危象，增加手术并发症，且 Graves 患者交感神经兴奋性增高，可能影响血管吻合口的通畅率，因此，需要根据甲状腺功能及烟雾综合征脑缺血程度综合评估手术时机。一般甲状腺毒症期抗甲状腺药物应用 4 ~ 12 周，维持用药时间为 1.5 ~ 2.0 年。大部分患者在甲状腺功能正常、基础代谢率正常后可择期实施手术。Kamasaki 对 1 例 14 岁的患者在甲状腺功能未完全正常的情况下，实施颞浅动脉 - 大脑中动脉旁路移植术，手术效果满意，报道中未提及围手术期并发症的问题。齐辉等人的研究认为，手术时机选择在甲状腺功能正常 1 个月后比较合理。李德生等对 8 例 Graves 病合并烟雾综合征患者行脑硬膜 - 颞浅动脉血管融通术（encephalo-duro-arterio-synangiosis，EDAS），除 1 例术后遗留智力差、反应慢之外，其余患者的临床症状明显改善，没有出现新的脑梗死。术后复查造影显示颅外血管已经向颅内形成大量代偿。这些结果证实抗甲亢治疗可降低脑代谢，手术治疗可明确增加脑血流量，并进一步减少烟雾病患者发生缺血性卒中的风险。

（刘伟　宋田　扬中华）

延伸阅读

[1] Scott RM，Smith ER. Moyamoya disease and moyamoya syndrome. N Engl J Med，2009，19：1226-1237.

[2] Nakamura K，Yanaka K，Ihara S，et al. Multiple intracranial arterial stenoses around the circle of Willis in association with Graves' disease：Report of two cases. Neurosurgery，2003，53：1210-1215.

[3] Czarkowski M，Hilgertner L，Powalowski T，et al. The stiffness of the common carotid artery in patients with Graves'disease. Int Angiol，2002，21：152-157.

[4] Kataoka H，Miyamoto S，Nagata I，et al. Moyamoya disease showing atypical angiographic findings：Two case reports. Neurol Med Chir（Tokyo），1999，39：294-298.

[5] Liu JS，Juo SH，Chen WH，et al. A case of Graves'diseases associated with intracranial moyamoya vessels and tubular stenosis of extracranial internal carotid arteries. J Formos Med Assoc，1994，93：806-809.

[6] Sato H，Ogawa A，Takahashi A，et al. Influence of superior cervical ganglion on cerebral hemodynamics-measurements of cerebral blood flow and metabolism during superior cervical ganglionectomy in patients with moyamoya disease. No to Shinkei，1990，42：203-208.

[7] Tendler BE，Shoukri K，Malchoff C，et al. Concurrence of Graves'disease and dysplastic cerebral blood vessels of the moyamoya variety. Thyroid，1997，7：625-629.

[8] Tokimura H，Tajitsu K，Takashima H，et al. Familial moyamoya disease associated with Graves' disease in a mother and daughter，two case reports. Neurol Med Chir（Tokyo），2010，50：668-674.

[9] Kamasaki H，Takeuchi T，Mikami T，et al. A case of graves' disease diagnosed in the course of bilateral carotid artery stenosis（moyamoya disease）：A case report and review of the literature. Clin Pediatr Endocrinol，2013，22（3）：39-44.

[10] 齐辉，尹卫，黄达等 . 烟雾病合并 Graves 病的血管重建术疗效分析 . 中国脑血管病杂志，2015，5（18）：250-254.

[11] Ohba S，Nakngawa T，Murakami H. Concurrent Graves' disease and intracranial arterial stenosis/occlusion：Special considerations regarding the state of thyroid function，etiology，and treatment. Neurosurg Rev，2011，34（3）：297-304.

[12] 李德生，刘鹏，暴向阳，等 . 烟雾病合并甲状腺功能亢进症患者的临床分析 . 中国脑血管病杂志，2011，12（8）：632-636.

[13] Utku U，Asil T，Celik Y，et a1. Reversible MR angiographic findings in a patient with autoimmune Graves' disease. AJ NR Am J Neuroradiol，2004，25（9）：1541-1543.

[14] Malik S，Russman AN，Katramados AM，et a1. Moyamoya syndrome associated with Graves disease：A case report and review of the literature. J Stroke Cerebrovasc Dis，2011，20（6）：528-536.

[15] Endo H，Fujimura M，Nizuma K，et al. Efficacy of revascularization surgery for moyamoya syndrome associated with Graves disease. Neurol Med Chir（Tokyo），2010，50（11）：977-983.

[16] 刘营营，刘沛东，李瑞红，等 . 甲状腺功能亢进症合并烟雾病 2 例报道并文献复习 . 医学与哲学，2014，2（35）：60-62.

[17] 叶玉勤，边寰，贺晓生 . 烟雾病的诊断和治疗进展 . 中华神经外科疾病研究杂志，2013，12（3）：271-274.

[18] Kuriyama S，Kusaka Y，Fujimura M，et a1. Prevalence and clinicoepide miological features of moyamoya disease in Japan：Findings from a nationwide epidemiological survey. Stroke，2008，9（1）：42-47.

第 11 章 特发性肥厚性硬脑膜炎致脑静脉窦血栓形成

病例 12

【主诉】

男，54 岁，发作性意识不清 24 年，行走不稳 3 年，加重半年。

【现病史】

患者于 24 年前无明显诱因出现一次猝倒，伴意识不清，持续 1 ～ 2min 自行缓解，当时无肢体抽搐，无口吐白沫，未行诊治。17 年前排便时再次出现猝倒，表现同前，亦未行诊治。12 年前生气后出现答非所问，行为异常，当地精神病专科医院诊断为"躁狂型精神病"，住院治疗 1 个月后好转。6 年意识不清发作较前频繁，约每月 1 次，并伴有肢体抽搐、双眼上视，头右转，舌咬伤，每次 3 ～ 5 min 缓解，当地医院诊断为"癫痫"，给予"克痫灵""卡马西平""益脑灵"等治疗，症状好转。目前仍口服"克痫灵"治疗。3 年前患者出现行走不稳，逐渐加重，当地医院行胸椎 MRI 检查未见明显异常。1 年前诊断为"脑静脉血栓形成"给予肝素、华法林治疗，行走不稳逐渐好转。半年前，行走不稳加重，需人搀扶行走，为进一步诊治收入院。

患者自发病以来精神可，无长期发热及消瘦，无排尿排便障碍。

【既往史、个人史及家族史】

4 年前咯血史，当时诊断为"大叶性肺炎"。否认家族遗传病史及结核病史。否认药物过敏史。

【神经系统专科查体】

精神智能状态：意识清楚，言语流利，记忆力、计算力、定向力粗测正常，查体合作。

脑神经

Ⅰ：未查。

Ⅱ：双眼视力、视野粗测正常，眼底视盘（视神经乳头）边界清楚。

Ⅲ、Ⅳ、Ⅵ：上眼睑无下垂，眼球无外凸及内陷，双侧瞳孔等大等圆，直径 3mm，直接、间接对光反射灵敏，眼动充分，未引出眼震。

Ⅴ：双侧面部针刺觉对称存在，双侧角膜反射灵敏。

Ⅶ：左侧鼻唇沟浅，伸舌居中。

Ⅷ：双耳听力粗测正常。

Ⅸ、Ⅹ：腭垂居中，双侧软腭抬举力正常对称，咽反射对称存在。

Ⅺ：转颈、耸肩对称有力。

Ⅻ：伸舌居中，无舌肌萎缩、纤颤。

运动系统：肌肉容积正常，四肢肌力 5 级，双下肢肌张力略高。

共济运动：四肢共济运动欠稳准，Romberg 征睁眼及闭眼均不稳。

步态：步基宽，走直线不能。

反射：四肢腱反射活跃，双侧踝阵挛，左侧为著，左侧 Babinski 征阳性。

感觉系统：深浅感觉正常对称，皮层觉、实体觉正常。

【辅助检查】

1. 实验室检查

血、尿及便常规及红细胞沉降率均在正常范围。

凝血象：正常范围。血生化：正常。免疫全项均正常。心磷脂抗体阴性。乙型肝炎病毒、丙型肝炎病毒、梅毒及艾滋病抗体在正常范围。C 反应蛋白（C-RP）：11.4 mg/L（升高）；血浆同型半胱氨酸 65μmol/L（升高）；血及脑脊液抗中性粒细胞胞浆抗体阴性。类风湿因子阴性。

凝血功能检查：PT13.9s，PT 活性 75.8%，INR1.14，APTT30.5s，FIB3.510g/L，蛋白 C85%，蛋白 S 活性 164%，抗凝血酶Ⅲ（AT－Ⅲ）104%，活化蛋白 C 抵抗（APC-R）3.66，狼疮抗凝物质（LA）26.8 s，均在正常范围。

肿瘤标记物未见异常。

抗癫痫药物浓度：卡马西平：63.6μg/L；丙戊酸钠：低于检测浓度；苯巴比妥：279.1μg/L，苯妥英钠：1.9μg/L。

腰穿：压力 140mmH_2O（1mmH_2O=0.098kPa），脑脊液白细胞正常，蛋白 6.7g/L，糖和氯化物正常范围。抗酸、墨汁及革兰氏染色均阴性。脑脊液结核抗体阴性，囊虫酶标阴性。脑脊液蛋白电泳未见异常，细胞学未见异常。

2. 电生理检查

脑电图：全导联慢波，以额颞叶为著。

3. 影像学检查

（1）血管超声：双侧颈动脉阻力指数增高，右侧椎动脉血流量低，双侧锁骨下动脉未见异常。双下肢动静脉血流未见明显异常。

（2）胸部 X 线平片未见异常。

（3）腹部 B 超未见异常。

（4）颅脑磁共振成像：双侧颈内动脉及其分支多发扩张迂曲，大脑后纵裂顶枕叶区可见大片等 T 1 信号、长 T 2 信号，液体衰减反转恢复（FLAIR）序列示高信号；增强后，顶枕区病变无强化，后纵裂静脉窦及硬脑膜强化明显，考虑炎性病变所致的静脉窦闭塞，继发脑改变。MRV 可见上矢状窦前中部闭塞伴广泛侧支循环形成，上矢状窦后部可见部分显影（图 11-1）。

（5）全脑数字减影血管造影（digital subtract angiography，DSA）：除海绵窦和双乙状窦外，静脉窦广泛闭塞（图 11-2）。

【诊疗经过】

本病例临床特点：①青年起病，慢性病程，逐渐进展。②主要表现为癫痫发作、精神障碍、运动障碍及共济失调，提示病灶累及双侧大脑皮质及小脑。③辅助检查发现 C- 反应蛋白、血浆同型半胱氨酸升高，免疫功能及凝血功能正常。脑脊液压力正常，蛋白轻度升高；④血管影像学检查提示广泛静脉窦闭塞，皮质静脉及深静脉血管扩张，皮质静脉主要通过深静脉及海绵窦、岩上窦及岩下窦引流。MRI 提示双侧顶叶水肿；大脑镰、小脑幕、双侧额顶叶硬脑膜强化；双侧脑室不对称性稍扩大；双侧上颌窦、筛窦可见异常黏膜增厚。患者同时

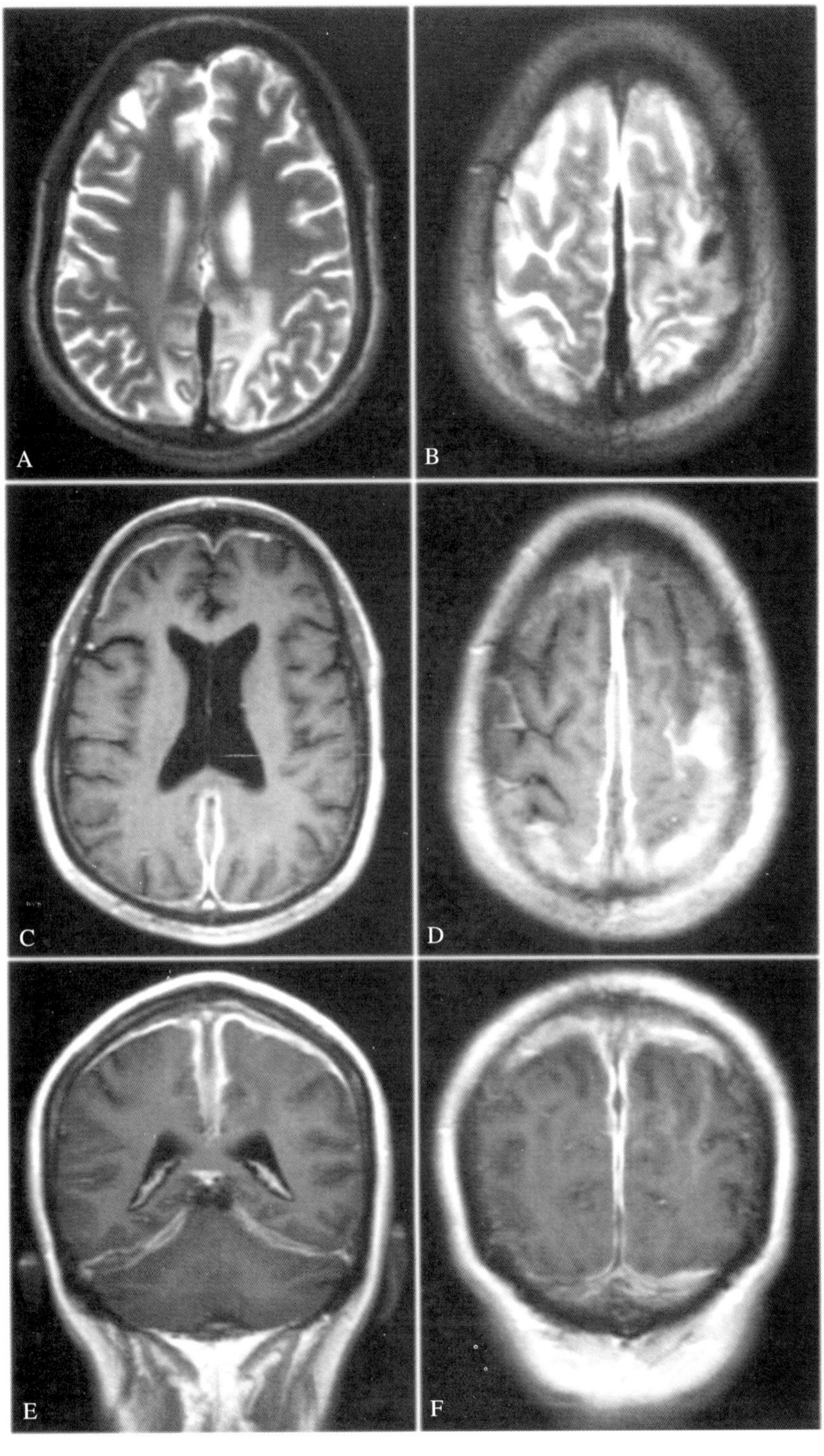

图 **11-1** 患者头颅 **MRI+MRV**：双侧顶叶可见不规则的斑片状的长 **T2**（**A-B**）、长 **T1** 异常信号影，边界不清楚，可见脑沟脑池受压，上矢状窦内流空信号消失，其内可见等信号影。大脑镰及小脑幕显示增厚，呈短 **T2**（**A-B**）、等 **T1** 信号影，蝶鞍稍扩大，鞍内呈脑脊液信号影。双侧上颌窦、筛窦可见异常黏膜增厚。中线结构居中，双侧脑室不对称性稍扩大。注药后，可见大脑镰、小脑幕、双侧额顶脑膜强化（**C-F**）。**MRV**：上矢状窦及双侧横窦未显示，可见深部静脉及海绵窦显示（**I-L**）

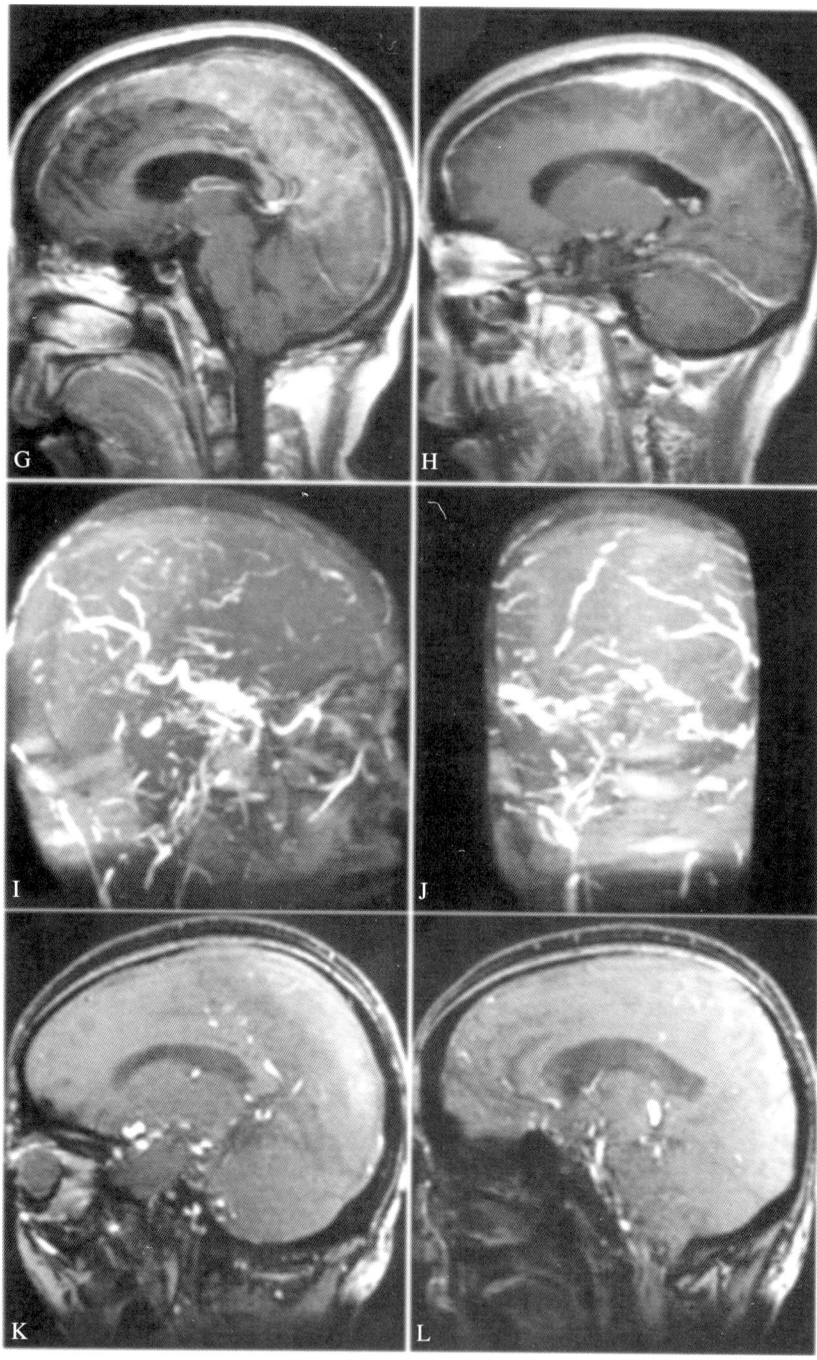

图 **11-1**（续） 患者头颅 **MRI+MRV**：双侧顶叶可见不规则的斑片状的长 **T2**（**A-B**）、长 **T1** 异常信号影，边界不清楚，可见脑沟脑池受压，上矢状窦内流空信号消失，其内可见等信号影。大脑镰及小脑幕显示增厚，呈短 **T2**（**A-B**）、等 **T1** 信号影，蝶鞍稍扩大，鞍内呈脑脊液信号影。双侧上颌窦、筛窦可见异常黏膜增厚。中线结构居中，双侧脑室不对称性稍扩大。注药后，可见大脑镰、小脑幕、双侧额顶脑膜强化（**C-F**）。**MRV**：上矢状窦及双侧横窦未显示，可见深部静脉及海绵窦显示（**I-L**）

存在两种明显的神经影像学改变：硬脑膜强化和静脉窦闭塞，由此，我们开始对造成以上影像学改变的病因进行了进一步的分析。

据文献报道，引起硬脑膜强化的病因有以下 3 种：①肿瘤性，如颅内原发肿瘤的直接侵袭或身体远隔部位肿瘤造成的脑膜癌病（meningeal carcinoma，MC）；②炎症性，如肥厚性硬脑膜炎（hypertrophic cranial pachymeningitis，HCP），耳源性或鼻源性感染等；③反应性，如低颅压综合征（spontaneous intracranial hypotension，SIH）、硬膜下积液或血肿等。

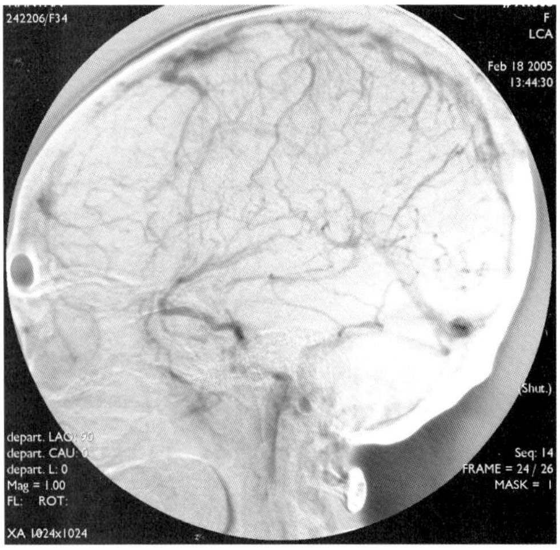

图 11-2　全脑血管造影数字减影（digital subtract angiography，DSA）：除海绵窦和双乙状窦外，静脉窦广泛闭塞

MC 是肿瘤转移浸润脑膜及蛛网膜下腔的一种恶性疾病。MC 时流入颅骨骨静脉系统的硬脑膜小静脉被肿瘤栓子阻塞，导致硬脑膜内层血管扩张，通透性增加，因此增强扫描时出现硬脑膜强化。国外文献报道大部分 MC 主要表现为硬脑膜 - 蛛网膜广泛强化，小部分为软脑膜 - 蛛网膜下腔强化，一般无混合型强化，约 1/3 的 MC 患者其脑膜无任何强化。国内文献认为软脑膜 - 蛛网膜下腔型或混合型强化更多见。综合已有文献及临床经验推测，MC 的强化类型与肿瘤侵犯三层脑膜的具体途径及程度有关，但并不属绝对相关。HCP 的特点是硬脑膜的弥漫性或局灶性纤维增生，常累及大脑镰、小脑幕、鞍旁和海绵窦。HCP 根据病因分为特发性和继发性两大类，后者常继发于颅骨骨折、中耳乳突炎和鼻窦炎。MRI 可见硬脑膜增厚，呈等 T1、长 T2 信号，增强扫描可见硬脑膜强化，T1 像更明显，强化影与纤维组织的增生及炎性反应有关。硬脑膜的结节性强化可能与硬脑膜反复感染或不同部位感染程度不完全相关，此现象提示预后不良。综合文献及此组资料，总结 HP 的主要 MRI 特征为：①颅底区、小脑幕及大脑镰等多部位硬脑膜受累，呈条带状或斑块状增厚；②肥厚的硬脑膜 T1WI 呈等、略低信号，T2WI 呈明显低信号；③增强后扫描显著强化；④部分患者在邻近的脑实质存在长 T1 长 T2 信号的病灶；⑤同侧鼻窦炎或乳突炎有助于此病的病因诊断；⑥抗生素或激素治疗后复查 MRI 可见病变硬脑膜变薄，范围缩小，强化减轻，邻近脑实质病灶缩小或消失。低颅压综合征（spontaneous intracranial hypotension，SIH）是一组脑脊液压力低于 60mmH$_2$O（5.88kPa），具有特征性体位性头痛的临床综合征。文献报道 SIH 时头 MRI 变化以硬膜下血肿和积液、脑干下移、小脑扁桃体疝等多见，但均无特异性。Mokri 等发现了颅内压低时脑膜钆增强现象，此后陆续有很多报道。患者入院后行常规肿瘤筛查未见异常，腰穿压力正常，病原学及细胞学检查均未见异常，不支持肿瘤性及反应性硬脑膜强化的特征，为进一步明确诊断，行硬脑膜病理检查。病理检查：送检少许硬脑膜组织，镜下可见淋巴细胞及组织细胞的多量浸润。免疫组化结果：淋巴细胞 LCA（+），部分 CD20（+），组织细胞呈 CD68（+）（图 11-3）。结合影像，符合特发性肥厚性硬脑膜炎（idiopathic hypertrophic cranial pachymeningitis，IHCP）诊断。

在特发性肥厚性硬脑膜炎诊断明确后，进一步要探讨的是硬脑膜炎与静脉窦血栓的关系，我们认为硬脑膜的非特异性炎症可直接引起静脉窦壁增厚，导致管腔狭窄，这是颅内静脉窦血栓形成的主要原因。影像学显示大脑镰、小脑幕、双侧额顶硬脑膜肥厚，颅底硬脑膜

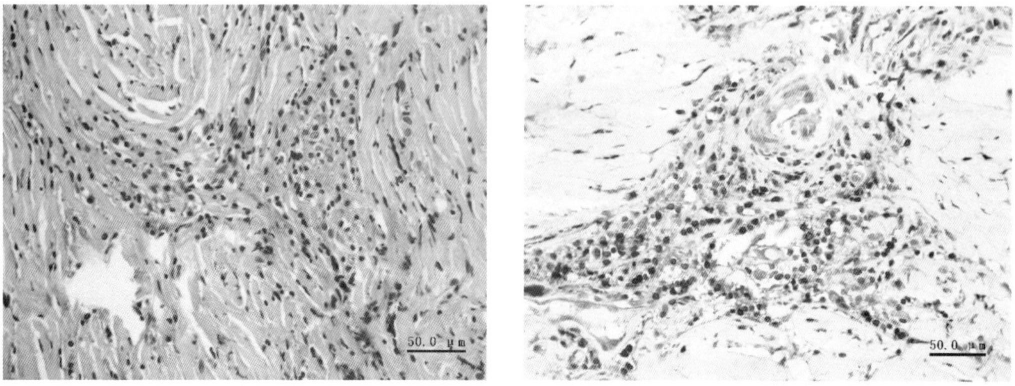

图 11-3 病理切片可见硬脑膜胶原纤维增生，玻璃样变性，血管周围淋巴细胞浸润（**HE** 染色）；硬脑膜内浸润的淋巴细胞表达 **CD3** 抗体

改变不明显，而颅内静脉窦以上矢状窦、双侧横窦闭塞明显，与硬脑膜窦的病变分布相符。患者深、浅静脉系统及颅底静脉窦扩张，发挥了代偿作用，从而保障了静脉的回流。双侧顶叶病变考虑为血管源性水肿所致，推测与静脉系统代偿不全有关，也可能是肥厚的硬脑膜病变压迫所致。患者软脑膜未见强化，脑脊液细胞数不高，不支持软脑膜受累。同时，患者血浆同型半胱氨酸升高也是该患者颅内静脉窦血栓形成的一个重要因素。研究发现，高同型半胱氨酸血症是脑静脉系统血栓形成（cerebral venous thrombosis，CVT）的一个独立的危险因素，比值比 4 ～ 7 不等。由此，我们从两个方向给予患者治疗，针对静脉窦血栓使用华法林抗凝治疗、维生素类降同型半胱氨酸治疗及对症治疗，同时给予地塞米松 20mg/d 静脉滴注，疗程 10 日，之后换泼尼松 50mg /d 口服，每周递减 10mg，患者恢复良好，复查头颅磁共振成像，硬脑膜强化范围明显缩小（图 11-4），静脉窦血栓改善。

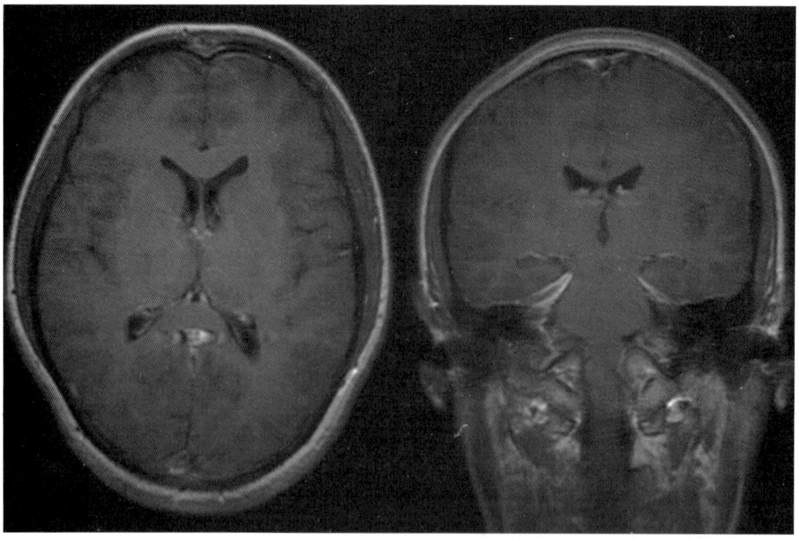

图 11-4 患者磁共振成像复查可见硬脑膜强化范围明显缩小

【讨论】

患者拟诊特发性肥厚性硬脑膜炎致脑静脉窦血栓形成，我们下面对 CVT 及 IHCP 分别进行讨论。

脑静脉系统血栓形成

CVT 是脑血管病的一个少见类型，约占脑血管病的 5‰。CVT 是由多种原因导致的脑静脉回流受阻和脑积液吸收障碍的一种疾病。是缺血性脑血管病的一种特殊类型。最早于 1825 年 Ribe 首次报道，因病因复杂多变，其临床表现无特异性，容易漏诊和误诊。而准确及时的诊断和治疗关系着患者的预后。

1．病因及发病机制

CVT 的病因主要分为感染性和非感染性，约 20% ～ 35% 的患者原因不明。

（1）感染性病因

主要包括头面部感染（如面部危险三角区皮肤感染、中耳炎、乳突炎、鼻窦炎、齿槽感染、颅骨骨髓炎、脑膜炎等）。发病机制考虑为头面部感染通过面静脉直接累及相应海绵窦，或由于感染部位（如乳突小房）毗邻相应的静脉窦（如横窦和乙状窦），感染可穿过颅骨到达相应静脉窦而引起感染性血栓形成。常引起海绵窦、横窦、乙状窦血栓形成。全身性感染由各种血行感染引起。

（2）非感染性病因

局限性因素见于头外伤（开放性或闭合性，伴有或不伴有骨折）、脑肿瘤、脑外科手术后等。而全身性因素如妇产科的妊娠，产褥期，口服避孕药等；外科的任何类型手术；内科的一些相关疾病如严重脱水、休克、恶病质、心功能不全、一些血液病（真性红细胞增多症、镰状细胞贫血、恶性贫血、急性淋巴细胞白血病、凝血障碍性疾病），自身免疫性疾病（如 Bechet 病、系统性红斑狼疮、抗磷脂抗体综合征）等。发病机制考虑为这些因素常导致血液呈高凝状态、血液淤滞，容易诱发静脉血栓形成。此类病因常引起上矢状窦血栓形成，并常伴发大脑上静脉血栓形成。

因 CVT 为多病因性疾病，故 CVT 一经诊断，则需对其病因进行全面的筛查（图 11-5）。

2．临床表现

（1）病史

多为急性或亚急性起病，少数起病缓慢。炎性者病前有感染史，如海绵窦血栓形成，多由感染引起，常急性起病，出现发热、头痛、恶心呕吐、意识障碍等感染中毒症状。而非炎症者有全身衰竭、脱水、产褥期、心肌梗死、血液病、高热或颅脑外伤、脑瘤等病史。

（2）神经系统症状

因受累静脉窦部位、范围、血栓形成程度、速度以及侧支循环建立情况的不同而异，老年人症状多较轻，可造成诊断困难。一般有以下表现：①颅内压增高；②邻近栓塞静脉窦的头皮、颜面肿胀，静脉怒张迂曲；海绵窦血栓则更有眼睑、结膜肿胀充血和眼球突出（非搏动性且无血管杂音，可与海绵窦内动静脉瘤和动静脉畸形鉴别），且可通过环窦而使对侧海绵窦出现相同症状。③除横窦、窦汇和上矢状窦中段不全闭塞外，脑部因水肿、继发的出血性梗死或出血、血肿而呈现各种限局症状。常见血栓部位症状如下：a. 上矢状窦血栓。以下肢或近端为重的肢体瘫痪、双眼同向偏斜、皮质觉障碍、精神症状和一过性尿潴留等。b. 海绵窦血栓。因动眼神经和三叉神经Ⅰ、Ⅱ支受累，眼球活动受限或固定，颜面疼痛和角膜反

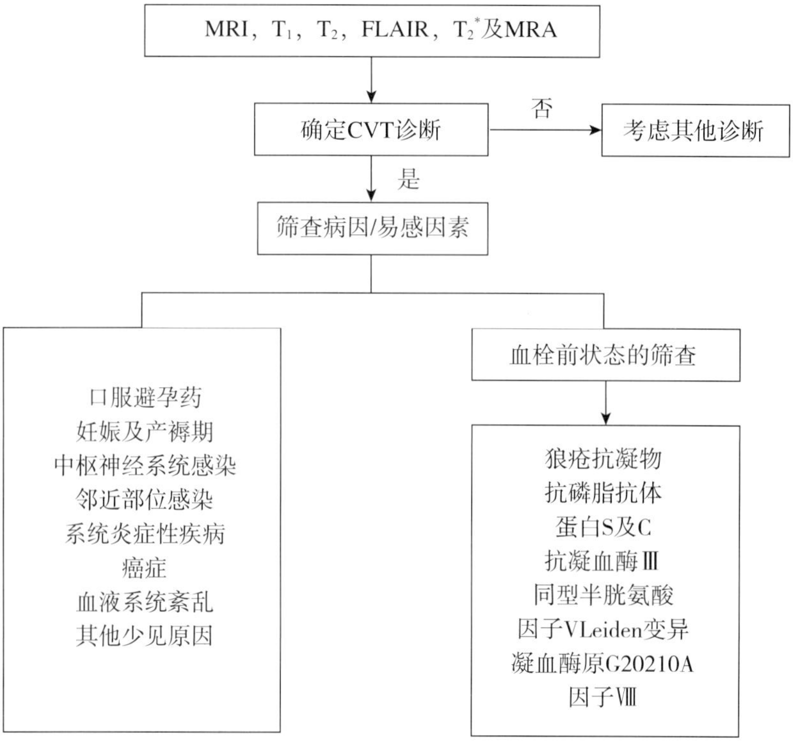

图 11-5　CVT 诊断流程图

射消失。c. 乙状窦血栓。岩窦受累时三叉神经和展神经麻痹；血栓扩及颈静脉时，舌咽神经、迷走神经和副神经受累。d. 直窦血栓。出现去大脑性强直和不自主运动。

3. 辅助检查

（1）腰穿

脑脊液压力增高，早期常规和生化检查结果一般正常，中后期可出现脑脊液蛋白增高（轻 - 中度）。发现红细胞提示有新鲜或陈旧出血。发现白细胞提示有炎症。如临床高度怀疑侧窦血栓时可谨慎做压颈实验，Tobey-Ayer 征阳性和 Crowe 征阳性提示侧窦血栓形成。但阴性不能排除。

（2）头颅 CT 及 CTV

有报道急诊 CT 直接征象为高密度三角征，空三角征（Delta）及条索征，特异性高，但阳性率低，据文献报道，高密度三角征的出现率不足 2%，而 Delta 征的阳性率也不足 35%。间接征象包括梗死区多发性出血灶，弥漫性脑水肿，脑室缩小，第四脑室、大脑镰和小脑幕的强化信号，其出现率亦不足 50%。

（3）头颅 MRI 和 DSA

MRI 显示的静脉窦内血栓信号随时间变化而改变，一般分为 3 个时期。①急性期（1 周内）：静脉窦血栓表现为 T1 加权像等信号、T2 加权像低信号；②亚急性期（1 个月内）：静脉（窦）血栓表现为 T1、T2 加权高信号；③慢性期（1 个月以上至数年）：梗死静脉（窦）可有不同程度的再通，脑静脉（窦）内重现血液流空现象。DSA 检查是目前确诊 CVT 的金标准，可观察到闭塞静脉 DSA 确诊率高。

4. 治疗及预后

（1）原发病治疗

需寻找病因，临床中对于肥厚性硬脑膜炎并发颅内静脉窦血栓形成报告患者非常少见，因颅内静脉窦是硬脑膜反转而成，硬脑膜病变显然是其最直接的原因。而肥厚性硬脑膜炎在头颅 MRI 平扫影像中缺乏特异性，增强扫描可见明显强化，这给临床诊断带来困难。如颅内静脉窦血栓未找到病因，治疗上病情迁延不愈，容易加重，延长病程，所以重视对病因的全面筛查，常规行头颅 MRI+ 增强，可见脑膜弥漫性或结节样强化。腰穿脑脊液检查，如怀疑某种细菌感染而无病原学检查依据者，有学者报告早期实验性给予抗生素联合奥硝唑与激素或免疫抑制剂联用治疗效果显著。但有学者认为激素治疗虽然有效，但容易复发，且易产生药物依赖，而采用大剂量激素冲击治疗后辅以长时间的免疫抑制治疗可取得满意的临床疗效和影像学改善。但对于肥厚性硬脑膜炎已出现神经受压或脑实质症状，多需手术治疗，手术采用不同部位的颅骨切开减压术，同时切除增厚的硬脑膜，术后多辅以皮质类固醇激素或免疫抑制剂治疗，控制病情进展，但临床症状完全恢复较困难，遗留神经障碍的程度与治疗前的病程呈正相关。

（2）抗凝治疗

对于未找到病因的静脉窦血栓形成，给予尽早抗凝治疗，急性期使用低分子肝素。急性期过后，继续口服抗凝药物，疗程依血栓倾向和复发风险而定。经足量抗凝治疗无效者，要慎重实施局部溶栓治疗，而全身静脉溶栓并无证据支持。除上述传统治疗外，介入治疗是一项新兴的技术，但目前尚缺乏有力证据支持其疗效。 Borhani 等总结了 64 例介入治疗患者的预后情况，其中 9 例患者死亡，7 例重残，预后不良发生率高达 27.0%。分析发现溶栓和介入治疗并不是影响预后的独立危险因素，与国内其他 3 个关于 CVT 预后研究结果一致。因此，我们认为针对 CVT 的治疗关键在于正规抗凝治疗，切勿盲目放宽溶栓及介入治疗的适应证。至于溶栓及介入治疗的长期疗效，有待于进一步大样本、多中心的研究结果证实。国内外多因素预后分析结果迥异，可能与重症患者的比例不同、种族差异有关。相关研究结果提示，若临床工作中遇到治疗前颅压高、合并出血性卒中的 CVT 患者，应警惕其不良预后。国外一项系统性回顾研究得出 CVT 病死率和不良预后率分别为 9.4% 和 9.7%；国内相关研究显示病死率为 7.7% ～ 14.9%，不良预后率为 19.2% ～ 29.9%。与国外研究结果相比，国内研究显示 CVT 不良预后率较高，这可能与国内患者就诊延迟、确诊时间晚、抗凝治疗不正规等因素有关。总之，CVT 是一种可治疗的疾病，但仍具有一定比例的致残、致死率。其临床表现复杂多变，缺少特异性，容易造成误诊和漏诊。治疗前颅内压＞ 350 mm H_2O，出血性卒中是长期预后不良的独立危险因素。

特发性肥厚性硬脑膜炎

肥厚性硬脑膜炎（hypertrophic cranial pachymeningitis，HCP）是一种少见的中枢神经系统慢性无菌性炎性疾病，其特点是硬脑膜和（或）硬脊膜的纤维性增生，可以引起整个颅内硬脑膜弥散性或局灶性损害，通常影响到大脑镰、小脑幕、鞍旁和海绵窦。

1. 分类与病因

HCP 根据其病因分为继发性 HCP（secondary hypertrophic cranial pachymeningitis，SHCP）和特发性 HCP（idiopathic hypertrophic cranial pachymeningitis，IHCP）。SHCP 常继发于一些感染性疾病，病原菌可经硬脑膜活检或细菌培养证实，如结核分枝杆菌、铜绿假单胞菌、痤

疮丙酸杆菌、黄曲霉菌等。病原菌可经颅骨骨折、中耳炎、鼻窦炎等疾病感染硬脑膜。但并非所有的 SHCP 均能得到细菌学检查证实，如 Buney 报道 1 例 HCP 患者，有结核病疫区居住史，且结核分枝杆菌蛋白衍生物皮肤试验强阳性，但硬脑膜细菌学检查并未发现结核分枝杆菌，经试验性抗结核治疗后患者临床及影像学均明显好转。

临床将未发现原因的 HCP 称为 IHCP，但临床发现 IHCP 可与许多自身免疫性疾病并发，如心肌炎、类风湿性关节炎、结节性多动脉炎、Sjögren’s 综合征、多灶性纤维硬化、结节病、再生障碍性贫血、Wegener 肉芽肿、肉样瘤病、Tolosa-Hunt 综合征、POEMS 综合征等伴发，可能 IHCP 与这些疾病存在共同的自身免疫相关的发病机制。近年多篇文献报道 IHCP 患者血液检查中发现髓过氧化物嗜中性粒细胞胞浆抗体（MPO-ANCA），MPO-ANCA 是一种提示血管炎的标记物，主要见于自身免疫性疾病。Simone 报道了在 4 例 IHCP 患者中，有 2 例硬脑膜活检发现有显著的 $CD4^{+}T$ 细胞浸润，故推测细胞介导的免疫机制可能是 HICP 的发病机制。Nakamura 报道 1 例 HICP 患者硬脑膜活检以 $CD8^{+}T$ 细胞占优势，亦支持免疫失调和自身免疫在 HICP 发病进展中发挥了重要作用。近来有报道显示少数病例与 IgG_4 蛋白浆细胞炎性浸润相关，从而提出 IgG_4 相关脑膜疾病的概念。

2. 临床表现

HCP 好发于成年人，临床表现因发生部位不同而各异，一般以头痛和多脑神经损害最常见。头痛多系局灶性或弥漫性硬脑膜炎所致，少数可由伴发的脑水肿或脑积水引起。脑神经损害系硬脑膜肥厚使脑神经穿出颅骨处的间隙变窄致脑神经受压而引起，第Ⅱ～Ⅻ脑神经损害均有报道。此组最常见的受累脑神经为第Ⅲ、Ⅵ脑神经，其次是Ⅱ、Ⅴ、Ⅷ脑神经，再次是Ⅳ、Ⅶ脑神经。除头痛和多脑神经受累，患者还可出现共济失调、癫痫发作、视神经乳头水肿、颅内压增高等脑实质受累等表现或垂体功能异常。脑局灶性损害是因肥厚的硬脑膜对邻近脑组织直接压迫及影响静脉回流所致。

3. 辅助检查

（1）实验室检查

IHCP 患者常规检查结果多正常，部分患者出现红细胞沉降率增高，可达 100mm/h，C-反应蛋白（CRP）轻至中度增高，文献报道有的患者还有类风湿因子升高。临床考虑 ICHP 诊断时，必须对各项感染指标或感染相关指标认真核实，除寻找病因外，还应避免因采用针对 IHCP 的免疫抑制治疗而导致的感染播散。Riku 报道行腰穿检查脑脊液（CSF）可发现 CSF 压力升高，糖多数正常，蛋白轻度升高，细胞数轻度增多，以淋巴细胞炎症反应为主。Kupersmith 等对 7 例 HCP 患者研究后发现脑脊液蛋白异常的患者，硬脑膜病变更弥漫。

（2）影像学检查

HCP 头颅 CT 多无特殊表现。少数硬脑膜肥厚明显者可见硬脑膜局部或弥漫性增厚，并且可被强化。有的可表现为局部高密度影或钙化点，以小脑幕多见。头颅 MRI 比头颅 CT 更容易发现硬脑膜增厚。尤其 Gd-DTPA 增强后。头颅 MRI 可见硬脑膜局部或弥漫性肥厚，病变在 T1、T2 加权像呈低信号或等信号。增强扫描可见强化，强化影代表增生的纤维组织及炎性区域。若为局部硬脑膜肥厚，有时可出现病灶周围脑组织水肿。若为弥漫性硬脑膜肥厚，可见线性或结节性强化，结节性强化表明硬脑膜肥厚不均，可能与硬脑膜反复感染或不同部位感染程度不均有关，此现象提示预后不好。小脑幕和大脑镰的硬脑膜中心无强化，两侧强化呈轨道样。肥厚的硬脑膜可伴钙化，提示慢性病程、病史较长或为病变组织恢复的过程，病史越长，肥厚的硬脑膜越易形成钙化，头颅 CT 在显示其钙化方面有优势。治疗后复查 MRI 可见病变硬脑膜变薄，范围缩小，强化减轻，邻近脑白质病灶范围缩小或完全消失。因而，MRI 复查亦有助于随访观察。除了硬脑膜弥漫或局限性增厚、强化，HCP 的 MRI 还可见脑水肿、静脉窦血栓、静脉淤血、继发性白质病变、脑积水、颅内出血。也有学者观察到了“硬膜尾征”。

4. 诊断

目前国际上尚无统一、公认的诊断标准，确诊主要依赖硬脑膜活检，临床诊断主要依靠临床表现、影像学特征、激素治疗有效等特征，早期仅表现为头痛时很难做出准确诊断。临床发现长期慢性头痛患者出现原因不明的多发性脑神经受累，应考虑 HCP 的可能。在 MRI 发现硬脑膜炎的典型影像学改变后，应进一步展开相应检查，尽可能找到引发硬脑膜炎的深层次病因。必要时，可行硬脑膜活检明确诊断。硬脑膜纤维组织明显增生肥厚伴淋巴细胞、浆细胞浸润是该病的主要病理表现，有时可见玻璃样变性或干酪样坏死、上皮样组织细胞、朗汉斯细胞等。

5. 鉴别诊断

（1）蛛网膜下腔出血

患者起病突然，头痛剧烈，无中耳炎病史。CT 显示天幕区、纵裂池密度增高，脑池、脑沟内也展示密度增高，短期内复查出血区密度逐渐减低。无硬脑膜强化。

（2）脑膜转移癌

患者有肿瘤史，硬脑膜增厚不规则，有时可见结节影，肿瘤可沿硬脑膜生长呈新月形，但多较局限，T1WI 为等信号或稍低信号，T2WI 为稍高信号，中等强化，有时有颅骨破坏，邻近脑实质常见水肿。

（3）各种类型脑膜炎

主要侵犯软脑膜，MRI 可见软脑膜沿脑沟有增强效果，而硬脑膜炎病灶多局限于硬膜。

（4）低颅压综合征

增强硬脑膜有明显的增强效应，但此病具有特征性体位性头痛，可与本病鉴别。

6. 治疗

（1）药物治疗

SHCP 应结合病原学检查及药物敏感试验结果选择用药，如黄曲霉菌感染可选用伊曲康唑、两性霉素 B 或氟康唑治疗；结核分枝杆菌感染须用抗结核治疗；其他细菌感染选用相应的抗生素等。对怀疑某种细菌感染但无病原学检查依据者也可先行试验性抗生素治疗。SHCP 经相应药物治疗一般均有效。

IHCP 与自身免疫有关，可用皮质类固醇激素及免疫抑制剂治疗，皮质类固醇激素常选用甲泼尼龙、地塞米松冲击治疗，后逐渐减量（此种用法可减少药物的副作用），皮质类固醇治疗后病程可有 3 种转归：持续缓解、非皮质类固醇依赖性复发、皮质类固醇依赖性复发。对于皮质类固醇依赖性复发患者，皮质类固醇再次冲击治疗仍有效。选择免疫抑制剂治疗 IHCP 时，可用的药物有环磷酰胺、氨甲蝶呤等，但副作用较明显。亦有研究者认为皮质类固醇治疗虽有效，但易复发，且容易形成依赖，经采用大剂量激素冲击后辅以长时间的免疫抑制剂治疗，则能取得满意的临床及影像学效果。Lio 等认为，硫唑嘌呤治疗 HCP 的效果好于环磷酰胺，且一些相关文献也证实了这一观点，但二者在治疗 HCP 上的差异是否有统计学意义仍未可知。也有部分患者应用两种药物效果均不好，认为与其存在不同的发病机制有关。

（2）手术治疗

硬脑膜局部或弥漫性肥厚明显，且已出现脑实质或脑神经受压症状，多需手术治疗。手术采用不同部位的颅骨切开减压术，择期切除增厚的硬脑膜。术后多辅以皮质类固醇激素或免疫抑制剂治疗，控制病情进展。经此方法治疗后，多数患者临床及影像学表现明显缓解，且可以保持长时间病情稳定，但临床症状完全恢复较困难，遗留神经障碍的程度与治疗前的病程呈正相关。

因此，对于CVT患者，特别是慢性CVT患者，应按照治疗流程对病因进行全面的筛查，肥厚性硬脑膜炎应作为一个常规考虑的病因。而肥厚性硬脑膜炎则因其常规影像学检查缺乏特殊性表现而常被漏诊，应引起临床医师及影像学医师的高度重视。同时，在关注肥厚性硬脑膜炎的同时，还应了解颅内静脉窦或深浅静脉受累情况。这个病例给临床的启示是对于慢性头痛、癫痫发作或局灶性神经功能缺损的患者应增加强化MRI及颅内静脉及静脉窦的检查，这样可大大提高特发性肥厚性硬脑膜炎的诊断率，并能进一步了解其对颅内静脉窦的影响。

（王淑珍　王桂红）

延伸阅读

[1] Bousser MG，Ferro JM. Cerebral venous thrombosis：An update.Lancet Neurol，2007，6：162-170.

[2] Bousser MG.Cerebral venous thrombosis：Diagnosis and management.J Neurol，2000，247：252-258.

[3] 王桂红，王拥军，李存江，等.脑静脉血栓形成的临床诊断及病因分析.中华内科杂志，2002，41：595-598.

[4] 孙华山，王月，付洁.肥厚性硬脑膜炎静脉窦血栓1例报告.中风与神经疾病杂志，2007，24：247.

[5] 黄光，刘兴洲，特发性肥厚性硬脑膜炎.中华内科杂志，2006，45：67-68.

[6] Kupersmith MJ，Martin V，Heller G，et al.Idiopathic hypertrophic pachymeningitis.Neurology，2004，62：686-694.

[7] Mamelak A，William K，Davis R，et al.Idiopathic hypertrophic cranial pachymeningitis.J Neurosurg，1993，79：270-276.

[8] Martin N，Masson C，Herin D，et al.Hypertrophic cranial pachymeningitis：Assessment with CT and MR imaging.Am J Neuroradiol，1989，10：477-484.

[9] 曹代荣，慕容慎行，倪希和，等.肥厚性硬脑膜炎12例临床表现和影像特征.中华神经科杂志，2005，38：171-174.

[10] Martinelli I，Battaglioli T，Pedotti P，et al. Hyperhomocysteinemia in cerebral vein thrombosis.Blood，2003，102：1363-1366.

[11] Cantu C，Alonso E，Jara A，et al.Hyperhomocysteinemia，low folate and vitamin B_{12} concentrations，and methylene tetrahydrofolate reductase mutation in cerebral venous thrombosis.Stroke，2004，35：1790-1794.

[12] Ventura P，Cobelli M，Marietta M，et al.Hyperhomocysteinemia and other newly recognized inherited coagulation disorders（factor V leiden and prothrombin gene mutation）in patients with idiopathic cerebral vein thrombosis.Cerebrovasc Dis，2004，17：153-159.

[13] 王丽，姜亚平，石飞飞.肥厚性硬脑膜炎1例报道及文献复习.卒中与神经疾病，2011，10（18）：

302-305.
[14] 张艳，宿英英，黄凡衡．肥厚性硬脑膜炎的临床分析．中华神经医学杂志，2008，7（12）：1272-1275.
[15] 解龙昌，黄如训．肥厚性硬脑膜炎．中国神经精神疾病杂志，2003，2（29）：155-157.
[16] 谢应朗，汤春贵．肥厚性硬脑膜炎的影像诊断．中外医学研究，2012，31（10）：38-41.
[17] 张海玲，董秦雯，熊斌，等．影像呈结节状占位样的特发性肥厚性硬脑膜炎临床分析．中华内科杂志，2014，2（3）127-130.
[18] Lindstrom KM，Cousar JB，Lopes MB.IgG4-related meningeal disease：Clinic-pathological features and proposal for diagnostic criteria.Acta Neuropathol，2010，120：765-776.
[19] Bosman T，Simonin c，Launay D，et a1.Idiopathic hypertrophic cranial pachymeningitis treated by oral methotrexate：A case report and review of literature.Rheumatol Int，2008，28：713-718.
[20] Kupemmith MJ，Martin V，Heller G，et a1.Idiopathic hypertrophic pachymeningitis.Neurology，2004，962：686-694.
[21] Lio M，Fukuda S，Maguchi S，et a1.Churg-Strauss syndrome with pachymeningitis refractory to steroid therapy atone — a case report.Auris Nasus Larynx，2001，28（Suppl）：S121-S125.
[22] 沈筠筠，耿昌明，朱雯华，等．肥厚性硬脑膜炎 13 例临床及影像学分析．中华神经科杂志，2014，10（47）：695-700.
[23] 施婵宏，牛松涛，张在强，等．肥厚性硬脑膜炎的临床及影像学特征．中国神经免疫学和神经病学杂志，2010，1（17）：63-65.

第 12 章　副蛋白血症相关周围神经病

病例 13

【主诉】

女性，75 岁，双脚麻木、疼痛、无力 11 个月余伴双手麻木、疼痛、无力 3 个月。

【现病史】

患者于 11 个月前无明确诱因出现双脚发凉，自服中药（具体不详）后发凉感缓解，伴麻木及针刺样疼痛。疼痛经常影响睡眠，有时可疼醒，无肢体无力、肉跳等情况。近半年前双脚无力、麻木及针刺样疼痛感较前加重。尚可自行行走及上下楼梯，但速度较前缓慢。当地医院就诊，肌电图示：双下肢周围神经源性损害（感觉纤维受累），全身骨显影未见异常，考虑为“多发性神经炎 糖尿病性？”给予营养神经等药物治疗后症状有一过性好转，但无明显缓解。3 个月余前患者诉双脚麻木及无力逐渐加重，蹲起、站立困难，无法自行行走，迈步不能，抬腿不能，同时伴有双手发凉、麻木及针刺样疼痛，双手逐渐无力，不能端碗、持筷，同时伴有舌尖麻木及口腔干燥。2 个月余前患者发现双下肢肌肉萎缩。后再次就诊于当地医院，考虑为“多发性神经炎，糖尿病性？副肿瘤性？”给予甲钴胺等药物对症支持治疗，症状进展加重。

【既往史、个人史及家族史】

2 型糖尿病 5 年，未规律服用降糖药，高血压病 5 年，未规律服用降压药，否认冠心病等病史。胃溃疡病史 10 年，间断消化道出血病史 10 年。支气管哮喘病史 10 余年，已治愈。25 年前因“多发子宫肌瘤”行“子宫附件全切除术”。对氨基酸过敏。否认家族遗传病史。否认病前感冒、腹泻等感染史。

【神经系统专科查体】

精神智能状态：神志清楚，构音障碍，听理解正常，定向力、判断力、记忆力检查正常。查体合作。

脑神经：

Ⅰ：未查。

Ⅱ：双眼视力、视野粗测正常，眼底视盘（视神经乳头）边界清楚。

Ⅲ、Ⅳ、Ⅵ：上眼睑无下垂，眼球无外凸及内陷，双侧瞳孔等大等圆，直径 3mm，直接、间接对光反射迟钝，眼动充分，未引出眼震。

Ⅴ：双侧面部针刺觉对称存在，双侧角膜反射灵敏。

Ⅶ：左侧鼻唇沟浅。

Ⅷ：双耳听力粗测正常。

Ⅸ、Ⅹ：悬雍垂左偏，双侧软腭抬举力正常对称，咽反射对称存在。

Ⅺ：转颈、耸肩对称有力。

Ⅻ：伸舌左偏，无舌肌萎缩、纤颤。

运动系统：四肢远端骨间肌可见轻度萎缩。双上肢近端肌力 5 级，远端 4 级，双下肢近端肌力 5 级，远端肌力 5^-，四肢肌张力正常。

共济运动：快速轮替试验及指鼻试验正常，跟膝胫试验检查欠合作。

步态：不能完成。

反射：左侧腱反射活跃，病理反射阳性。

感觉系统：左肘关节以下及双膝关节以下针刺觉减退，左肘关节以下音叉震动觉减退，双髋关节以下音叉震动觉消失，轻触觉基本正常。

脑膜刺激征：阴性。

其他：颈部未闻及明显血管杂音。心率 84 次 / 分，律齐，双肺呼吸音清，未闻及干湿啰音。腹软，无压痛，脐下 5 横指可见长约 6cm 手术切口。

【辅助检查】

1. 实验室检查

血生化：TP：94.8g/l，ALB：33.4g/l，Glu：61.4g/L，γ球蛋白：38.3%。β_2 微球蛋白：3.07mg/l。ESR：50mm/h。hs-CRP：8.12mg/L。D- 二聚体：0.81μg/ml。本周蛋白定性：阴性。肿瘤标记物：未见异常。免疫全套：未见异常。

2. 影像学检查

（1）全身骨显像示：右侧第 4 前肋异常放射性浓聚，考虑外伤可能性大。

（2）头 MR 示：多发腔隙灶；脑白质变性。

3. 电生理检查

肌电图：上、下肢周围神经源性损害（感觉、运动均受累）。

【诊疗经过】

周围神经病的病因学诊断从来都是困扰各级神经科临床医生的难题，其原因在于单从症状和常规肌电图检查往往难以做出准确鉴别，而且病程较长的周围神经病患者，其症状、体征及辅助检查结果会发生变化，其确诊需要的证据可能并不一定会在首诊的时候出现，因此就要求临床医生在考虑患者的病因时，要尽可能多地列出可能的诊断，并且订出较为长期的随诊计划，不要想当然地止步于某个似是而非的诊断。

患者老年女性，周围神经病诊断明确，结合糖尿病史，自然首先想到糖尿病周围神经病，但按照糖尿病周围神经病治疗后未见明显改善，这当然有两种可能，一是诊断正确，患者对治疗不敏感；二是是否应该考虑调整诊断方向？

为此，把除糖尿病周围神经病之外其他可能的诊断罗列如下：慢性炎性脱髓鞘性多发性神经根神经病（chronic inflammatory demyelinating polyradiculoneuropathy，CIDP）；POEMS 综合征（polyneuropathy，organomegaly，endocrinopathy M-protein，skin changes syndrome）；多灶性运动神经病（multifocal motor neuropathy，MMN）；癌性周围神经病（cancerous peripheral neuropathy，CPN）；副蛋白血症相关周围神经病［意义未明的单克隆丙种球蛋白病（monoclonal gammopathy of unknown significance，MGUS）］；并总结了它们的诊断要点（表 12-1）。

表 12-1　周围神经病诊断要点

	CIDP	POEMS	MMN	CPN	MGUS
流行病学	40 ~ 60 岁多见，男女发病比率相近	50 ~ 60 岁人群高发	成年男性多见	多见于中老年人	老年人多见，非洲美裔人流行率较高
病因	迄今为止，病因未明	由浆细胞瘤或浆细胞增生所致的多系统损害	目前推测可能与空肠弯曲菌感染有关	由于癌症引起的非转移性周围神经损害	M 蛋白所介导的自身免疫疾病
临床特征	症状进展超过 8 周，慢性进展或缓解复发；临床表现为不同程度的肢体无力，多数呈对称性，少数为非对称性（MADSAM），近端和远端均可累及，四肢腱反射减低或消失，伴有深、浅感觉异常	表现为多发性周围神经病（髓鞘脱失为主）、脏器大（如肝、脾、淋巴结大）、内分泌异常（糖尿病、甲状腺功能低下等）、M 蛋白（通常为 IgG 型，λ 轻链增多）和皮肤改变（肤色变深）	起病初期为不对称的上肢远端无力，逐渐累及上肢近端和下肢，也可下肢起病。受累肌肉分布呈现多数单神经病的特点	周围神经受损可先于癌症出现，也可同步或后继出现	可表现为多发性神经病、多发单神经病、单神经病或小纤维神经病等
实验室检查	脑脊液蛋白 - 细胞分离	血清蛋白电泳可有 M 蛋白，但增高不显著，多为 IgG 型，少数为 IgA 型	血清中可检出 IgM 型抗神经节苷脂 GM1 抗体	部分患者可见抗 Hu、Yo、Ri 抗体阳性	半数 IgM 型患者有高滴度的 IgM 型抗 MAG 抗体，常伴有 κ 链，且为致病性抗体。如果该抗体为阴性。需要检查 IgM 型 抗 GQ1b、GM1、GD1a、GD1b 或 SGPG 抗体。检测到这些抗体时提示异常蛋白很可能与周围神经病有关
电生理检查	周围神经传导速度减慢、传导阻滞或异常波形离散	神经源性损害，运动和感觉传导速度均减慢	为多灶分布的运动传导阻滞	多灶性运动感觉神经纤维传导速度下降	脱髓鞘性、轴索性、小纤维神经病等，脱髓鞘性既可以表现为 DADS，也可以表现为 CIDP-like
治疗	糖皮质激素治疗有效	尚无特殊疗法，主要为对症处理，可试用免疫抑制治疗	静脉注射免疫球蛋白（intravenous immunog-lobulin，IVIG）或环磷酰胺（CTX）治疗有效，糖皮质激素治疗无效	免疫治疗效果差	有明显的慢性或进展性功能障碍者，可以考虑使用免疫抑制剂或免疫调节剂，但各种药物均无确切的有效证据

针对以上诊断要点，我们制定了如下检查方案：

（1）实验室研究

血、尿免疫固定电泳检查，依据重链及轻链类型不同分类。脑脊液常规、生化、免疫、神经节苷脂抗体等。血常规、血钙、肾功能、肿瘤标记物筛查。

（2）影像学检查

行胸、腹、盆腔 CT，排查肿瘤并明确脏器及淋巴结病变。

（3）电生理评价

行电生理评价，包括运动神经传导速度（双侧的正中、尺、腓神经），参数包括复合肌肉动作电位（CMAP）波幅，远端潜伏期（DL），传导速度，F 波潜伏期。感觉神经动作电位（SNAPs）评价（双侧的正中、桡、腓肠神经）。周围神经病变被分为脱髓鞘性和轴索性病变。脱髓鞘性损害电生理诊断标准：至少 2 根神经传导速度小于正常低限的 70%；远端潜伏期延长超过正常上限的 150%；F 波消失或潜伏期延长超过正常上限的 150%（至少 10 次测试）。轴索性损害电生理诊断标准：至少 2 根运动神经或感觉神经动作电位波幅降低或消失；传导速度在正常下限的 70% 以上；远端潜伏期正常或轻度延长，与传导速度改变成比例；F 波潜伏期正常或轻度延长（不超过正常上限的 120%）；无传导阻滞（依据美国神经病学学会标准）。脱髓鞘性多发性神经病进一步分为远端、脱髓鞘、对称性多发性神经病（DADS-M）和类 CIDP（CIDP-like）。

患者影像学检查及血清肿瘤标记物筛查未见肿瘤表现，肌电图及诱发电位复查可见上下肢周围神经源性损害；双侧胫神经 H 反射未引出；四肢交感神经及副交感神经功能障碍；脑干诱发电位（BAEP）：双侧Ⅰ、Ⅱ、Ⅲ波波形分化尚可，重复性尚可，峰潜伏期及峰间潜伏期均正常，双下肢外周段深感觉传导通路障碍，中枢段障碍不除外；视觉诱发电位（VEP）双侧 P100 波分化尚可，重复性尚可，潜伏期正常。提示周围神经病变。脑脊液蛋白 C-Pro 59.00 mg/dl，较正常值增高。脑脊液细胞数正常。鞘内 IgG 合成率 24h/IgG 53.54，增高，提示脱髓鞘病变；脑脊液白蛋白（CSF-ALB）0.37 mg/ml；脑脊液 IgG（CSF-IgG）0.360 mg/ml；血清 IgG（S-IgG）39.100 mg/ml，较正常值增高。

骨髓淋巴流式细胞术未见肿瘤样细胞。

免疫固定电泳：M 成分 IgG-K，支持副蛋白血症相关周围神经病诊断。

【讨论】

副蛋白血症（paraproteinemia）又称单克隆球蛋白病（monoclonal gammopathy，MG）指在血中存在由单克隆浆细胞产生的大量异常免疫球蛋白或单克隆球蛋白（M-protein，M 蛋白）。M 蛋白是由两个多肽组成的重链和轻链铰连成两个主链组成。不同类型的免疫球蛋白根据重链不同分为：IgA、IgD、IgE、IgG 和 IgM，轻链包括 λ 链和 κ 链。MG 是恶性或潜在恶性的疾病，是由不同的重链和轻链组成的单克隆免疫球蛋白的增多，最终导致炎症或其他反应的恶性疾病。

25 岁以上的人在没有多发性骨髓瘤情况下，MG 流行率为 1%。老年人中 MG 有较高的流行率，1972 年，Kyly 等报道发病率在 70 岁以上者为 3%，1987 年，Crawford 等报道发病率在 80 岁以上者为 10%。MG 有种族差异，非洲美裔人发病率较高。

在未明确病因的周围神经病（peripheral neuropathy，PN）患者中，MG 的发病率为 10%，远高于普通人群。在＞ 50 岁 PN 患者当中，MG 可能为主要的致病因素，据统计 MG 相关 PN 的发病率至少有 80/100 000，仅次于糖尿病 PN。尽管早在 20 世纪 70 年代即发现这种肿瘤或非肿瘤起源的 MG 与数种 PN 有关，但其发病机制仍未明确，两者是否存在因果关系也不明确。

MG 相关 PN 可表现为多发性神经病、多发单神经病或小纤维神经病等。电生理可以表现为脱髓鞘性、轴索性、小纤维神经病等，脱髓鞘性既可以表现为远端获得性脱髓鞘性对称性神经病（distal acquired demyelinating symmetric neuropathy，DADS），也可以表现为慢性炎性脱髓鞘性多发性神经根神经病（chronic inflammatory demyelinating polyradiculoneuropathy，CIDP）。由于 MG 相关 PN 临床及电生理表现复杂多样，发病机制也不尽相同，目前倾向于认为这是一个疾病谱，所包括的类型在临床和电生理方面具有异质性。

MG 可分为两类：

1. 恶性单克隆丙种球蛋白病，包括以下几种：

（1）多发性骨髓瘤（症状性、无症状性、非分泌性或骨硬化性）。

（2）浆细胞瘤（孤立性、髓外性、多发性孤立性）。

（3）恶性淋巴增生性疾病。

a.Waldenstrom 巨球蛋白血症。

b. 恶性淋巴瘤。

c. 慢性淋巴细胞性白血病。

（4）重链病。

（5）原发性淀粉样变性（伴或不伴骨髓瘤）。

2. 意义未明的单克隆丙种球蛋白病（monoclonal gammopathy of undetermined significance，MGUS）。

MG 相关 PN 也可以分为两类，一类为已构成临床疾病的 MG 相关 PN，另一类为 MGUS 相关 PN。下面我们重点介绍 MGUS 相关 PN。

MGUS 相关 PN

1. 概述

MGUS 于 1961 年由 Waldenstrom 首先发现，是具有以单克隆浆细胞增殖为特征的一组疾病，血清中有 M 蛋白成分，特点是：①血清中 M 蛋白＜ 30g/L；②骨髓中浆细胞＜ 10%；③尿中极少或无 M 蛋白；④扁骨中没有溶骨性损害；⑤无相应的贫血、高钙血症或肾功能不全。

MGUS 占 MG 患者中大约 2/3。流行病学调查发现有 26% 的 MGUS 患者最终出现多发性骨髓瘤、Waldenstrom 巨球蛋白血症、原发性淀粉样变性或淋巴瘤疾病。MGUS 是这些疾病的一个危险因素，长期随访发现血液病的概率每年增为 1%，累积的概率就是在第 10 年为 10%，第 20 年为 21%，在 25 年时为 26%。25 年以后或处于稳定状态的 MGUS 患者仍有恶变的危险性。然而，当 MGUS 患者伴发 PN 时，上述转归趋势会发生变化。在一项 5 年前瞻性随访研究中，发现有 PN 的 MGUS 患者，9% 患有恶性淋巴瘤。另一研究发现，有 PN 的 MGUS 患者 50 例中仅 3 例有恶性血液病病变。

根据重链不同，MGUS 可分为三型。MGUS 患者中最常见的重链是 IgG，占 73%，其次为是 IgM，占 15%，IgA 占 12%。其中 IgM 型 MGUS 诊断需满足下列两项：①骨髓活检未见淋巴细胞或浆细胞浸润或临床表现不典型但见到可疑浸润；②症状和体征均不提示肿瘤浸润（如全身症状、血黏度增高综合征、器官肿大等）。IgG 或 IgA 型 MGUS 诊断需满足下列各项：①血清单克隆成分≤ 30g/L；② Bence-Jones 蛋白尿≤ lg/24 h；③骨骼内没有溶骨性或硬化性病变；④无贫血、高钙血症或慢性肾功能不全；⑤骨髓浆细胞浸润< 10%。同样地，当 MGUS 患者伴发 PN 时，患者重链构成会发生变化，48% 是 IgM，37% 是 IgG，15% 是 IgA。

2．临床特点

MGUS 相关 PN 可有周围神经损害不同的临床表现。包括对称性多发性神经病，多根单神经炎，单神经病和脑神经麻痹。MGUS 相关 PN 常见于 50 岁以上的男性。表现为突然发生下肢远端感觉异常，以麻木、感觉异常、疼痛或步态不稳等感觉为突出，以后在数月至数年，逐渐进展出现感觉缺失伴下肢远端的肌肉萎缩。单纯下运动神经元样损害表现极罕见。神经系统检查示：远端对称性感觉运动性多神经病或多发性神经根神经病，下肢活动减少或反射消失为主，并有轻中度下肢远端无力，所有感觉均受累，但振动觉比本体感觉、针刺觉和轻触觉的影响程度更重，也有报道有上肢运动性和位置性震颤。肌电图特征分别为：脱髓鞘损害、轴索变性，或两者同时具备。大多数患者脑脊液分析显示蛋白升高而细胞数不高。

3．分类

依据 M 蛋白组成成分不同，MGUS 相关 PN 分为两组：IgM 型 MGUS 相关 PN 和非 IgM 型 MGUS 相关 PN。实际上，这两组疾病均是症候群，各自包括了一些相对独立的类型。

含有 MAG 抗体的 IgM 型 MGUS 相关 PN 属于 IgM 型 MGUS 相关 PN 范畴，具有一些特点。流行病学研究已经发现，在 IgM 型 MGUS 患者中，如果有高滴度的 MAG 抗体，即使目前没有 PN 症状或仅有亚临床 PN 表现，今后发生 PN 的概率很高。此外，在高滴度 MAG 抗体的患者中，亚临床 PN 也很普遍存在。其临床表现以男性为主，主要为下肢对称性感觉运动性多发性神经病，开始常累及神经粗纤维（如震动觉），所以在疾病早期先表现为肢体震颤和假性手足徐动，上肢的肢体震颤往往以脸部相连位置最明显。研究结果显示，87.5% 的患者存在感觉异常，主要是下肢的麻木、针刺感、发冷、踝以下袜子感和行走泥沙感。17.5% 出现下肢疼痛感，表现烧灼或间歇的电灼感。70% 表现为共济失调，30% 表现为上肢的震颤。这种类型的 PN 不累及延髓，无复发 / 缓解过程，但是临床症状比其他患者病情更严重，发展更迅速。肌电图可以表现为脱髓鞘，也可以表现为轴索变性，以脱髓鞘为主。有研究总结了这一型的 PN 患者临床症状和电生理的关系（表 12-2）。

表 12-2　含有 MAG 抗体的 IgM 型 MGUS 相关 PN 的临床和电生理关系

	单纯感觉	感觉为主	感觉运动为主	运动为主
脱髓鞘（82%）	45%	42%	13%	0
轴索变性（28%）	57%	0	14%	29%

非 IgM 型 MGUS 相关 PN 患者的 M 蛋白主要为 IgG 型或 IgA 型。可以表现为感觉性、感觉运动性和运动为主的 PN。通过电生理和组织学研究，证实其病理损害为轴索变性、原发性脱髓鞘或混合性轴索 / 脱髓鞘改变。与非 IgM 型 MGUS 相关 PN 患者比较，IgM 型 MGUS 相关 PN 患者在感觉缺失、步态共济失调和神经传导研究上的异常率更高。

4．发病机制

MGUS 相关 PN 被认为是 M 蛋白所介导的自身免疫疾病。M 蛋白中的 IgM 和补体在周围髓鞘上沉积是造成周围神经损害的可能病因。有人在超微结构中发现，IgM 蛋白选择性沉积在断裂的髓鞘内，这说明 PN 的发病过程与副蛋白在 IgM MGUS 相关 PN 中的作用有关联。已证实，来自 MGUS 相关 PN 患者中，M 蛋白与周围神经髓鞘中特殊抗原结合，例如与抗髓鞘相关糖蛋白（anti-myelin-associated glycoprotein，MAG）和硫苷脂等结合。将 MGUS 相关 PN 患者的血清给动物注射，能将疾病转染给动物，这有力地说明抗体介导发病过程。用 M 蛋白血症伴多发性骨髓瘤患者的 IgG 注射大鼠，大鼠就产生 CIDP。将患抗 MAG 抗体 PN 患者的血清注射到猫的坐骨神经中可产生广泛的脱髓鞘和髓鞘的裂断，提示 M 蛋白有溶解髓鞘的作用。将人的抗 MAG 的 IgM 抗体注射到鸡的腹膜中，在髓鞘区域出现髓鞘碎片与人的 IgM，有明显的反应，反应物沉淀在 Ranvier 结和施万氏细胞间。MGUS 患者的血清给大鼠注射后，通过电生理实验显示出感觉神经损害和有髓神经纤维退行性改变。尽管上述变化不引起动物症状，但这种病理损害几乎与患有这类疾病的患者一样。IgG 和 IgA M 蛋白血症的致病作用不肯定，在 IgM 型 MGUS 相关 PN 的患者中，有典型超微结构和免疫组化表现或免疫球蛋白沉积在髓鞘上，而在非 IgM 型 MGUS 相关 PN 的患者中却罕见。

尽管已经有一些研究和实验初步揭示了 MGUS 相关 PN 的发病机制，但应该特别强调的是，MGUS 与 PN 并无明确的因果关系。在一些患者中，这两种疾病共存。目前认为，这种因果关系仅存在于以下情况。

（1）如果有 IgM 型 M 蛋白，且存在下列情况则很可能存在因果关系：①滴度很高的 IgM 型抗 MAG 抗体或抗 GQlb 抗体；或②神经活检示髓鞘上有 IgM 或补体沉积，或电镜可见髓鞘间隙增大。

（2）如果有下列一项，则存在因果关系的可能性较大：①有 IgM 型异 M 蛋白，伴有高滴度的针对其他神经抗原（GM1，GD1a、GD1b、GM2、硫脂等）的抗体和慢性进展性远端对称性感觉神经病；或② IgG 或 IgA 型 M 蛋白且神经活检示髓鞘上有 IgG 或 IgA 沉积，或电镜可见髓鞘间隙增大。

（3）在伴有 MGUS 但不伴抗 MAG 抗体的患者如果存在下列之一，则可能性较小：①达高峰期所需的时间＜ 6 个月；②复发缓解或单时相病程；③颅神经受累；④不对称；⑤前驱感染史；⑥感觉动作电位在正中神经异常，但在腓肠神经正常；⑦有 IgG 型或 IgA 型 M 蛋白但神经活检未见髓鞘上有 IgG 或 IgA 沉积，或电镜未见髓鞘间隙增大。

5. MGUS 相关 PN 与 CIDP 关系

MGUS 相关 PN 与 CIDP 关系尚不明确，目前这是两种疾病，但是有交叉型。在《中国慢性炎性脱髓鞘性多发性神经根神经病诊疗指南》中指出，作为变异型 CIDP 的远端获得性脱髓鞘性对称性神经病（distal acquired demyelinating symmetric neuropathy，DADS），一部分伴 IgM 单克隆 γ 球蛋白血症，属 MGUS 相关 PN 范畴，激素治疗无效，而不伴单克隆 γ 球蛋白血症的属 CIDP 变异型，对免疫治疗敏感。

6. 其他 MG 相关 PN

（1）多发性骨髓瘤

多发性骨髓瘤是通过增生的单克隆浆细胞产生的一种特殊免疫球蛋白为特征的恶性浆细胞病，占恶性血液病的 10%。发病年龄为 40 ～ 80 岁，高峰期在 70 岁左右。多发性骨髓瘤最常见的临床症状是病理性骨折、椎体塌陷压迫神经根产生的神经痛。软脑膜疾病不常见。5% 的患者有脊韧带压缩引起的背痛，极少有运动障碍和排尿排便失禁。多发性骨髓瘤中 PN 的发生率低，仅 3% 的患者出现 PN。之后的一项研究表明发病率为 13%。通过电生理诊断或组织学研究，多发性骨髓瘤患者中 40% ～ 60% 存在亚临床 PN 症状。

无淀粉样变的多发性骨髓瘤相关 PN 有不同的表现。其临床症状与癌性神经病相似，呈现混合的感觉运动性多发性 PN、纯感觉性多发性 PN、急性或复发 - 缓解的多发性 PN。在神经组织活检中可见脱髓鞘和轴索变性。目前该病的发病机制尚不清楚，可能的假说包括由肿瘤产生的体液物质，轻链的致病性或体液免疫介导反应。

（2）Waldenstrom 巨球蛋白血症

Waldenstrom 巨球蛋白血症是骨髓中浸润淋巴细胞和浆细胞的 IgM 单克隆蛋白病为特征的一种少见的恶性浆细胞血液病。分离出 IgM 型 M 蛋白对于诊断帮助不大，因为在巨球蛋白血症中血清单克隆 IgM 水平变化很大。在常规实验研究中探测到 IgM 而诊断的某些患者常无临床症状。大部分患者有系统症状，如发热、消瘦和出血，同时患者有的症状直接来源于肿瘤和高黏滞综合征、冷凝素病和淀粉样变性。

Waldenstrom 巨球蛋白血症经常伴发 PN，发病率为 7% ～ 46%。表现为慢性进行性远端的对称性感觉运动性多发性神经病，早期症状为下肢远端感觉异常和感觉障碍，后期临床为感觉异常明显伴轻微的运动功能减弱，还可有明显的上肢震颤。电生理显示脱髓鞘病，但有报道是远端轴突神经病或以轴突和脱髓鞘均损害的 PN。患者中 50% 有抗 MAG 抗体。视觉诱发电位的 P100 波延长，这提示着亚临床表现。腓神经活检示有髓神经纤维减少合并神经纤维中脱髓鞘和髓鞘再生共存。此外，不典型小淋巴细胞聚集在神经束膜和神经内膜中。免疫荧光法检查可以显示髓鞘或神经内膜有单克隆的 IgM 蛋白。

（3）POEMS 综合征

POEMS 综合征包括多发性周围神经病（髓鞘脱失为主）、脏器肿大（如肝、脾、淋巴结大）、内分泌异常（糖尿病、甲状腺功能低下等）、M 蛋白（通常为 IgG 型，λ 轻链增多）和皮肤改变（肤色变深）。

POEMS 综合征 PN 是进行性对称性感觉运动性多发性神经病。开始症状为自下肢开始的麻木感、感觉异常、发冷，而疼痛少见。之后出现下肢无力，并向上扩展。患者有严重的肢体肌肉无力，从椅子上站起无力或爬楼费力，上肢受累抓握无力。通常运动症状严重，运动无力常掩盖了感觉障碍。神经活组织检查显示：有髓鞘神经纤维密度减少、神经内膜变薄、硬膜下水肿和少许分散的神经内膜单核细胞。这些显示早期为轴索变性和脱髓鞘；晚期有再生髓鞘纤维束、脱髓鞘节段和 Wallerian 变性。电子显微镜显示巨球蛋白随 M 蛋白沉降在神经内膜和髓鞘内。

POEMS 综合征的病因不明。细胞生长因子，尤其是血管内皮生长因子（VEGF）水平的增高可能是已经被证实的发病原因。VEGF 是一种多功能细胞生长因子，作用于神经血管内膜，减少血管增殖和微管稳定。它通常由成骨细胞产生，对成骨细胞的分化起重要的调节作用。通过治疗降低血清中 VEGF 水平的治疗，能够改善 POEMS 综合征的临床症状，这种观象也进一步支持了细胞生长因子的致病性作用。POEMS 综合征中，VEGF 可以引起多种临床症状，包括：器官大、水肿、皮肤损害。然而，VEGF 在周围神经疾病中的作用机制还不清楚。

（4）免疫球蛋白相关性淀粉样变性

免疫球蛋白相关性淀粉样变性又称原发性淀粉样变性。本病伴发的 PN 常有下肢的麻木、烧灼和刺痛，痛温觉比辨别觉减退明显，约半数病例无分离性感觉缺失。运动无力比感觉缺失出现较晚，感觉运动障碍通常发展至上肢。半数患者存在腕管综合征。罕见现象亦有报道，包括脑神经病、运动神经病、多发的单神经病和脱髓鞘的多神经病。自主神经症状包括体位性低血压、腹泻或便秘、膀胱功能失调和性功能障碍。神经传导研究显示多发性神经病，感觉神经比运动神经损害严重，肌电图可显示潜在的纤维和神经元的变性。腓神经活检中发现淀粉样物质的沉积即可诊断，但腓神经中缺少淀粉样变性不能排除该诊断，还需要从其他组织如：腹部脂肪垫、直肠黏膜、皮肤、唾液腺和骨髓的活组织检查中检测淀粉样变性物的沉积。

7. 诊断和鉴别诊断

对于经典的 MGUS 相关 PN，下列诊断和鉴别诊断要点可供参考。

IgM 型 MGUS 相关 PN：其主要累及四肢远端，慢性（至少 6 个月）进展性发病。对称性，感觉受累为主，伴有共济失调，运动受累轻微。半数患者有高滴度的 IgM 型抗 MAG 抗体，常伴有 κ 轻链，且为致病性抗体。如果该抗体为阴性，需要检查 IgM 型抗 GQ1b、GM1、GD1a、GD1b 或 SGPG 抗体。电生理表现符合确诊的 CIDP 电生理标准。但其下述特点有助于与 CIDP 鉴别：①传导速度均一对称性减慢，感觉神经纤维受累较运动神经纤维受累严重；②远端运动潜伏期（DML）不成比例地延长；③腓肠神经动作电位丧失；④部分性运动传导阻滞，但远端复合肌肉动作电位明显离散很罕见。

非 IgM 型 MGUS 相关 PN 通常四肢的远端和近端均受累，运动和感觉神经纤维均受累。与典型 CIDP 在临床和电生理方面难以鉴别。病情进展通常较 IgM 型快。此病无特异性抗体。

对于其他 MG 相关 PN，除了 PN 的诊断，相伴随的 MG 的诊断就显得格外重要。对于神经科医生，了解一些 MG 的规范化检查十分必要。包括：①血清免疫固定电泳；②查体注意有无周围淋巴结大、肝脾大、巨舌以及 POEMS 综合征的体征；③全血细胞计数、肾功能、肝功能、血钙、血磷、红细胞沉降率、C 反应蛋白、尿酸、β_2 微球蛋白、乳酸脱氢酶、类风湿因子和血清冷球蛋白；④总 IgG、IgA 和 IgM 水平；⑤血清游离轻链；⑥随机尿检以观察有无 Bence-Jones 蛋白（游离轻链），如结果为阳性，应行 24 h 尿蛋白定量检查；⑦骨骼 X 线或 CT 筛查（包括颅骨、骨盆、脊柱、肋骨和长骨）以寻找溶骨性或硬化性病变。如果高度怀疑为 M 蛋白血症，可对脊柱、骨盆或全身进行 CT 和（或）MRI 检查，或行全身 FDG-PET/CT 检查；⑧胸部、腹部和盆腔的超声或 CT 检查，以发现淋巴结大、肝脾大或恶性病变；⑨如果疑为 POEMS 综合征，应检查 VEGF 水平；⑩骨髓检查。

8. 治疗

副蛋白血症存在恶变的可能，其治疗不同于 CIDP，且各型之间治疗亦存在明显差异，明确诊断具有重要意义。

（1）IgM 型 MGUS 相关 PN 治疗

如果患者没有严重的功能障碍或血液系统疾病，没有证据表明免疫抑制剂或免疫调节剂治疗能够获益。可予患者对症治疗，并向患者解释症状通常在多年内不会明显恶化。在有明显的慢性或进展性功能障碍者，可以考虑使用免疫抑制剂或免疫调节剂，但各种药物均无确切的有效证据。对先用哪种药物尚无共识。可以考虑使用血浆置换或静脉注射免疫球蛋白，尤其是在快速加重或者临床表现与典型 CIDP 相似者。但疗效维持时间较短，需要反复治疗。为取得长期疗效。或在血浆置换或静脉注射免疫球蛋白无效者，临床已尝试使用了利妥昔单抗、环磷酰胺与泼尼松联用、氟达拉滨和苯丁酸氮芥治疗，但疗效均未得到确认，并且均有不良反应，需要与可能的获益进行权衡。

（2）非 IgM 型 MGUS 相关 PN 的临床和实验室特点与 CIDP 相似时，与 CIDP 的治疗无差别。

（刘伟　雷爱弟）

延伸阅读

[1] 周小平，栾丽芹，蒋雨平 . 副蛋白血症性神经病 . 中国临床神经科学，2008，16（5）：520-525.

[2] Hoffman-Snyder C，Smith BE. Neuromuscular disorders associated with paraproteinemia. Phys Med Rehabil Clin Nam，2008，19（1）：61-79.

[3] Silberman J, Lonial S. Review of peripheral neuropathy in plasma cell disorders. Hematnl Oncol, 2008, 26（2）：55-65.

[4] Nobile-Orazio E，Carpo M. Neuropathy and monoclonal gammopathy. Curt Opin Neural，2001，14（5）：615-620.

[5] Filoslo M，Cotelli M，Todeschini A，et a1. Clinical spectrum and evolution of monoclonal gammopathy-associated neuropathy：An observational study. Neurologist，2012，18（6）：378-384.

[6] Zivkovi SA，Lacomis D，Lentzsch S. Paraproteinemic neuropathy. Leuk Lymphoma，2009，50（9）：1422-1433.

[7] Kelly JJ Jr. The electrodiagnostic findings in peripheral neuropathy associated with monoclonal gammopathy，Muscle Nerve，1983，6（7）：504-509.

[8] El-Difrawy MM，Zaki NE，Marouf HM，et a1. Clinical，eleetmphysiological and immunological study of peripheral nerves in Egyptian patients with monoclonal gammopathies. Int J Hematol，2012，95（1）：71-76.

[9] Vrethem M，Reiser N，Lauermann C，et a1. Polyneuropathy associated with IgM *vs* IgG monoclonal gammopathy：Comparison between clinical and eleetmphysiological findings. Acta Neurol Scand, 2010, 122(1)：52-57.

[10] Chassande B，Léger JM，Younes-Chennoufi AB，et a1. Peripheral neuropathy associated with IgM monoclonal gammopathy：Correlations between M-protein antibody activity and clinical/eleetrophysiological features in 40 cases. Muscle Nerve，1998，21（1）：55-62.

[11] 中国慢性炎性脱髓鞘性多发性神经根神经病诊疗指南 . 中华神经科杂志，2010，43（8）：586-588.

[12] 欧洲神经病学联合会 / 周围神经病学会 . 关于异常蛋白血症伴发的脱髓鞘性周围神经病诊治的指南（首次修订版）. 中国神经免疫学与神经病学杂志，2012，4（19）：321-322.